Svea Golinske

CHECK DIABETES

EINKAUFSFÜHRER

Orientierung zu über
300 Lebensmitteln und die
Top-50-Lebensmittel bei Diabetes

systemed

Inhalt

Vorwort der Autorin Svea Golinske

Der Markt für Ernährungs- und Einkaufsratgeber ist prall gefüllt – warum also habe ich *Check Diabetes* geschrieben? Und was könnte dieses Buch meinen Lesern bringen?

Nun, in *Check Diabetes* geht es nicht primär darum, die Nährwerte für alle möglichen Lebensmittel nachschlagen zu können, es geht viel mehr darum, ein Gefühl dafür zu entwickeln, welche Nahrungsmittel sich bei Diabetes sowie bei der Prävention von Diabetes eignen. Auf diese Weise haben Sie die Möglichkeit, sich Schritt für Schritt einen gesunden Ernährungsstil anzueignen, der nachschlagen, Nahrungsmittel wiegen und planen kurz- bis mittelfristig überflüssig macht. Dadurch gewinnen Sie mehr Freiheit und Flexibilität.

»Moment mal – Diabetes, da darf man doch mittlerweile, wenn man nur genug Medikamente nimmt und gegebenenfalls Insulin spritzt, essen wie jeder andere auch?«

Ja, das stimmt, aber gesund ist das nicht. Umso wichtiger ist es, sich mithilfe des richtigen Ernährungswissens viele mögliche Gesundheitsvorteile zunutze zu machen.

Aber wie komme ich zu der Annahme und Aussage, etwas Sinnvolles und Gesundes bei und gegen Diabetes empfehlen zu können? Vor *Check Diabetes* habe ich *Diabetes* ist heilbar! *(Typ 2)* geschrieben, das 2018 erschienen ist. Hierfür habe ich mit vielen nationalen und internationalen Experten in Sachen Diabetes, Medizin und Ernährung gesprochen und das Resümee ist eindeutig: Diabetes des mit Abstand verbreitetsten Typs 2 (macht etwa 95 Prozent der Diabetiker aus) ist in vielen Fällen tatsächlich heilbar. Die Bedingungen hierfür liegen vor allem in der bisherigen Dauer der Erkrankung und in dem Befolgen von Maßnahmen, die zu einem starken Gewichtsverlust führen. Kurz gesagt hat zum Beispiel die DiRECT-Studie (298 Teilnehmer zwischen 20 und 65 Jahren mit einem BMI von 27–45) zeigen können, dass die Heilungschance bei einem Gewichtsverlust von über 15 Kilogramm, wenn die Typ-2-Diagnose weniger als 5 Jahre zurücklag, bei sage und schreibe 86 Prozent (!) liegt. Bei

57 Prozent derer, die 10 bis 15 Kilogramm abnahmen, 34 Prozent, die 5 bis 10 Kilogramm abnahmen und bei 7 Prozent derer, die 0 bis 5 Kilogramm Gewichtsverlust erzielten, konnte dies ebenfalls erreicht werden. Da an dieser Studie etwa 300 Personen teilnahmen, ist sie noch weitaus aussagekräftiger als Vorgängerstudien, die jedoch schon auf ähnliche Erfolgschancen hinwiesen.

Das sind für Betroffene revolutionäre Nachrichten, die sich dringend in den Köpfen unserer Bevölkerung verankern sollten. Diabetes des Typs 2 ist keine Einbahnstraße und keine notwendigerweise lebenslange Erkrankung (anders der Typ 1, der völlig anders, durch eine Autoimmunreaktion meist schon in jungen Jahren, unabhängig vom Lebensstil entsteht).

Was den Typ 2 jedoch zu einer lebenslangen Erkrankung macht, ist, ernährungs- und bewegungstechnisch so weiterzumachen wie bisher mit dem Grundgedanken »Medikamente und Insulin regeln das schon«.

Wer Typ-2-Diabetes behalten möchte oder bei Prädiabetes und Insulinresistenz den Weg weiter in Richtung manifester Typ-2-Diabetes gehen möchte, der sollte tatsächlich nichts ändern.

Aber wer will das schon?

Wie schon mein Vorgängerbuch *Diabetes* ist heilbar! *(Typ 2)* richtet sich *Check Diabetes* daher an alle Menschen, die ihr Schicksal hinsichtlich Diabetes in die eigenen Hände nehmen möchten:

- Im Falle von Typ 1 für ein flexibleres Leben mit weniger Blutzuckerschwankungen – und hier spreche ich aus Erfahrung, da ich selbst seit über 25 Jahren Typ-1-Diabetes habe.
- Im Falle von Typ 2, um auf Insulininjektionen verzichten zu können und die Krankheit im Idealfall wieder loszuwerden.

- Im Falle von Prädiabetes und Insulinresistenz, um eine Kehrtwende weg von einer drohenden Typ-2-Erkrankung zu machen.
- Und präventiv für alle, die sich gesünder ernähren und ihr Gewicht besser im Griff halten möchten und damit auch den Risikofaktoren für Typ-2-Diabetes vorbeugen möchten.

Diabetes ist heilbar! *(Typ 2)* enthält viele grundlegende Erklärungen zu physiologischen Vorgängen und zu Gegebenheiten, die uns lange Zeit zu eher ungünstigen Ernährungsweisen rieten. Ebenso enthält es viel Fach- und Studienwissen sowie daraus resultierende Vorschläge für einen grundlegenden Paradigmenwechsel in der Diabetestherapie.

Check Diabetes ist ein vor allem praxisorientiertes Buch, dessen Empfehlungen auch auf den Ergebnissen von *Diabetes* ist heilbar! *(Typ 2)* beruhen. *Check Diabetes* kann Sie dabei unterstützen, Ihr Leben einfach und ohne viel Aufwand gesünder zu gestalten und vermittelt viele Informationen zu einzelnen Lebensmitteln hinsichtlich Diabetes und seiner Prävention – auch ganz konkret, wenn es darum geht, ungünstige Lebensmittel gesund und vor allem lecker zu ersetzen.

Jedem, der das Hintergrundwissen und die studiengestützten Fakten genauer kennenlernen möchte, die mich meine Empfehlungen guten Gewissens aussprechen lassen, sei *Diabetes* ist heilbar! *(Typ 2)* ergänzend empfohlen. Hier finden Sie auch konkrete Sportempfehlungen und Übungen sowie weitere Rezepte und Ernährungstipps.

Ganz grundlegende Erkenntnisse und Expertenstatements aus dem Vorgängerbuch sind auch hier in *Check Diabetes* zu Anfang zusammengefasst. Sie erklären einfach und knapp, wo Menschen, die Diabetes haben bzw. ihn nicht bekommen möchten, ansetzen können und sollten hinsichtlich ihrer Ernährung und Bewegung. Es wird ebenso erklärt, warum Sie vor allem bei Kohlenhydraten in Ihrer Ernährung achtgeben sollten, warum ein Ersatz durch andere Makronährstoffe empfohlen werden kann und warum dies ein gesunder und sinnvoller Weg ist.

Ein paar Worte zu mir und warum ich *Check Diabetes* so geschrieben habe, wie es Ihnen jetzt vorliegt:

Ich bin ein absoluter Genussmensch. Mir ist es schon vor vielen Jahren gelungen, sehr gesunde Gewohnheiten als Genuss und Vorteil in meinen Alltag zu integrieren. Und, auch wenn *Check Diabetes* kein Selbsterfahrungsbuch ist, kann ich dennoch vieles aus eigener Erfahrung belegen – wie ich finde eine wichtige Sache, wenn man Menschen dabei helfen möchte, ihr Leben gesünder zu gestalten.

So bin ich eine leidenschaftliche Sportlerin und es vergeht kein Tag ohne Bewegung. Intensiver Kraft- sowie Ausdauersport, Klettern, Tanzen – alles Dinge, die mir viel Freude bereiten und die ich auch bei stressigen Alltagen stets in mein Leben integriere. Außerdem esse ich sehr gerne und durchaus große Portionen bei sehr guten Blutzuckerwerten, niedrigem Insulinbedarf und ohne Übergewicht durch zu viel Körperfett (mein Spitzname ist übrigens T-Rex im Hinblick auf meine Portionsgrößen). Dieser Lebensstil funktioniert sehr gut, obgleich ich seit jeher nicht zu den Menschen gehöre, die ›alles‹ essen können ohne zuzunehmen.

Warum schreibe ich das? Ich will damit verdeutlichen: Ich verzichte nicht, ich genieße. Das heißt jedoch nicht, dass ich eine komplette Tüte Chips, drei Schokoriegel und einen Haufen Pommes esse, sondern ich habe mir für solche (durchaus leckeren) Sünden in meiner Ernährung Ersatz gesucht. Gleichwohl verbiete ich mir keine dieser klassischen Sünden, denn wenn man an anderen Stellen spart, kann man auch mal an der ›Schoko-‹ oder ›Chipsluststelle‹ zugreifen. Das Tolle, je mehr man sich bewegt, umso mehr Flexibilität verschafft man sich, auch wenn man doch mal klassische Kohlenhydratbomben essen möchte.

Ich sehe den ersten entscheidenden Schlüssel zum individuellen Ziel (gesünder, schlanker, Diabetes besser im Griff haben, loswerden oder gar nicht erst bekommen) darin, sich selbst hinsichtlich seiner Vorlieben zu kennen und dadurch an individuellen Stellschrauben drehen zu können.

Ganz salopp gesagt, der eine braucht halt ab und an Gummibärchen, der andere nimmt lieber die Chips.

Eine ein Leben lang gangbare Lebensstilumstellung ohne Verzicht kann nur funktionieren, wenn man sich eingesteht, was man ab und an braucht, dafür aber ebenso strikt jene ungünstigen Nahrungsmittel oder Gewohnheiten, die man problemlos ersetzen kann, auch gesund und sinnvoll ersetzt.

Check Diabetes kann dabei helfen, die Möglichkeiten hierfür zu erkennen und zu nutzen.

Das Gute am heutigen Nahrungsmittelangebot ist, dass immer mehr Hersteller kohlenhydrat- und zuckerreduzierte Lebensmittel auf den Markt bringen, sodass man, wenn man immer mal etwas davon ausprobiert, womöglich sogar leckeren Ersatz für etwas findet, das man zuvor für unersetzbar hielt.

Für alle, die sich mit gesunder Ernährung und Sport noch nicht gut auskennen, mag das alles schön klingen, aber bei der praktischen Umsetzung wie eine schier nicht zu bewältigende Aufgabe erscheinen. Ist es aber nicht – das Wissen aus *Check Diabetes* kann hier helfen, ebenso wie es bereits »alten Ernährungshasen« noch weitere Erkenntnisse und Anregungen geben kann.

Es geht nicht darum, es mit Hilfe von *Check Diabetes* perfekt zu machen, Leistungssportler oder Ernährungsspezialist zu werden. Es geht vielmehr darum, mithilfe des Wissens aus *Check Diabetes* den eigenen, für sich passenden gesünderen Weg zu finden und zu gehen.

Wer etwas ändern möchte und den Weg der Lebensstiländerung nicht alleine gehen mag, hat auch die Möglichkeit, ergänzend ernährungstherapeutische bzw. -beratende Angebote in Anspruch zu nehmen. Krankenkassen können diese Leistungen übernehmen. Hier sollte man bei Bedarf seinen behandelnden Arzt, sollte er es nicht eigeninitiativ verordnen, auf eine mögliche Verordnung ansprechen.

Leider ist eine flächendeckende obligatorische Ernährungstherapie bei Diabetes und Diabetesrisiko noch lange keine Standardverordnung – dabei könnte sie so viel erreichen und bei Menschen das Bewusstsein schaffen, über diese Krankheit und ihren Verlauf zu großen Teilen selbst entscheiden sowie schalten und walten zu können.

Bis dahin kann und muss man sich selbst behelfen und es geht! Selbst wenn Sie schon lange Typ-2-Diabetes haben und die Heilungschancen gering sind, können Sie gegebenenfalls auf Insulin verzichten beziehungsweise die Dosis verringern, Folgeschäden vorbeugen, Blutzuckerschwankungen minimieren und Ihre Lebensqualität erhöhen.

Übrigens ergab oben genannte DiRECT-Studie auch Positivergebnisse im Hinblick auf bestehende Herz-Kreislauf-Erkrankungen.

Kurzum, man kann es nur besser machen und Diabetes auch als eine Chance für einen generell bewussteren und gesünderen Lebensstil sehen. Das Gefühl, mehr Macht über sich und seine Gesundheit zu haben, ist positiv und es gibt kaum eine Erkrankung, bei der man dies so gut umsetzen und erfahren kann wie bei Diabetes!

Gehen Sie es an, denn eines ist klar. Wenn Diabetes zwar, wie mittlerweile belegt werden konnte, keine Einbahnstraße ist und, sogar im Falle des Typs 2, mit den richtigen Maßnahmen geheilt werden kann, so kann er auch wiederkommen. Diabeteserkrankungen aller Typen haben nämlich auch eine individuelle genetische Prädisposition dafür, sie zu bekommen. Am Beispiel des Typs 2 kann bei dem einen schon leichtes Übergewicht reichen, um Insulinresistenz und weitere Diabetesverläufe zu verursachen, während ein anderer selbst bei 30 Kilogramm Übergewicht noch keine diabetischen Symptome entwickelt.

Prädiabetes oder Typ-2-Diabetes zu haben zeigt, dass man eben zu den Menschen gehört, die diese Krankheit schneller als andere entwickeln. Dafür bekommt ein anderer vielleicht rascher Herz-Kreislauf-Beschwerden. Menschen und individuelle Risiken sind verschieden.

Das heißt aber auch, wenn ich weiß, dass ich prädestiniert bin, bei Übergewicht einen Typ 2 zu entwickeln (übrigens sind Diabetesfälle in der Verwandtschaft selbst ohne eigene Symptome ein starker Hinweis darauf, dass man selbst ein erhöhtes Diabetesrisiko hat), so sollte ich, wenn ich diesem Schicksal entgegenwirken möchte, auch langfristig mein Leben gesünder gestalten.

Dabei soll und kann *Check Diabetes* helfen – und zwar nicht durch Verzicht, sondern durch das Wissen, mit dem Sie die für Sie persönlich gangbaren und richtigen Ernährungsentscheidungen treffen können.

Für meine wundervolle Tochter,
die ich, als dieses Buch entstanden ist,
zur Welt gebracht habe, meinen Mann,
meine Eltern und Großeltern.

Mehr Wissen für eine sinnvolle Ernährung und einen gesunden Lebensstil bei Diabetes und zu seiner Prävention

Diabetes

War das nicht die Krankheit, bei der man früher immer hörte »Zucker und damit auch Süßigkeiten verboten«? Genau! Vor über 20 Jahren gab es noch die Vorgabe für Menschen mit Diabetes, auf Haushaltszucker gänzlich zu verzichten. Einige Lebensmittel trugen sogar Hinweise wie »Für Diabetiker nicht geeignet« und Diätbücher für Diabetiker hatten Lebensmittel gelistet, die eindeutig »verboten« waren.

Diese Zeiten haben sich geändert! Die Forschung ist weiter und konnte belegen, dass es keinen Vorteil gibt, wenn Menschen mit Diabetes anstatt gewöhnlicher Süßigkeiten mit Haushaltszucker Schokolade mit Fruchtzucker essen. Zugeführtes Insulin kann ebenso wie selbst produziertes auch Haushaltszucker verstoffwechseln. Das Zuckerverbot ist also passé. Nicht wenige Betroffene hatten das bereits Jahre zuvor im Eigenversuch regelmäßig feststellen können, wenn sie mit oftmals schlechtem Gewissen »normale« Süßigkeiten naschten und diesen mit ihren Insulininjektionen dennoch adäquat begegnen konnten.

Die Lockerung früherer »Diabetikergebote« geht sogar noch weiter. Neue sogenannte Insulinanaloga schaffen noch mehr Freiraum und Flexibilität für Menschen mit Diabetes. Denn während früher wegen einer recht langsamen Wirkweise von Bolus-Insulinen optimalerweise etwa eine halbe Stunde vor dem Essen schon genau bekannt sein musste, was man genau an insulinrelevanten Speisen zu sich nehmen würde und dazu vorab spritzen sollte, kann man sich jetzt quasi parallel zum Essen seine Insulininjektionen verabreichen, da die Insuline schneller wirken. Ebenso gibt es bei den Langzeitinsulinen länger anhaltende Wirkkurven mit kaum oder nur geringen Wirkspitzen, sodass die früher gebotenen »Zwischenmahlzeiten« oft wegfallen können und so flexibler und nach individuellem Appetit gegessen werden kann.

Das klingt alles top und ist es auch – ein gut eingestellter Diabetes und Flexibilität sind kein Widerspruch (mehr).

Und doch hat die »neue Diabetesfreiheit« auch ihre Schattenseiten, denn die früher regelreiche Diabetesernährung ist zum Teil einem »wenn sie entsprechend spritzen, können sie weitermachen wie vorher« gewichen. Das heißt, solange man weiß, wie viele insulinrelevante Makronährstoffe (primär sind dieses die Kohlenhydrate) man isst und dazu Insulin spritzt, wähnt man sich auf der »sicheren« Seite.

So einfach ist es leider nicht, denn gerade der Diabetestyp, von dem die meisten Diabetiker – nämlich circa 95 Prozent – betroffen sind (Typ-2-Diabetes) entsteht meist durch und in einem Konglomerat mehrerer Gesundheitsrisiken. Diese sind unter anderem Übergewicht, Insulinresistenz, erhöhte Triglyzeridwerte und Bluthochdruck. Ausgelöst wird der Typ-2-Diabetes ebenso wie die anderen Faktoren vornehmlich durch Fehlernährung und Bewegungsmangel und in der Folge Übergewicht. Für die Entstehung von Typ-2-Diabetes gibt es zwar auch genetische Dispositionen, jedoch tritt er im jungen und mittleren Lebensalter kaum auf, ohne dass Überernährung und Bewegungsmangel nicht auch eine tragende Rolle bei seiner Entstehung spielen.

Dies zeigt sich auch beim Blick auf die immense Zunahme von Typ-2-Diabetes in den letzten Jahren, die eindeutig an die Zunahme von Übergewicht in der Bevölkerung geknüpft ist.

So ist der früher oft auch als »Altersdiabetes« bezeichnete Typ 2 mittlerweile ebenso zu einem »Bewegungsmangel-, Übergewichts- und Bequemlichkeitsdiabetes« geworden, der auch immer mehr Menschen jüngeren Alters betrifft und er zählt zu den Volks- und Zivilisationskrankheiten unserer Zeit.

Nicht selten geht die Diagnose des Typ-2-Diabetes auch mit der Verschreibung von Insulininjektionen einher.

Während nun die beschriebene neue »Diabetesfreiheit – passend spritzen, um zu essen wie vor der Diagnose« suggeriert, man kriege das Problem Typ-2-Diabetes in den Griff, ist jedoch das Gegenteil der Fall, denn man manifestiert die Erkrankung und verschlimmert die zugrunde liegende physiologische Problemlage: die Insulinresistenz.

Insulinresistenz

Insulinresistenz beschreibt eine verringerte Sensitivität der Zellen, auf Insulin zu reagieren. Dies betrifft vor allem Muskel- und Fettzellen, die Leber sowie das zentrale Nervensystem. Viele Zellen benötigen Insulin, um Glukose (die einfachste Zuckerform, die von Zellen aufgenommen werden kann) aufzunehmen. Auf den entsprechenden Zelloberflächen befindet sich ein Rezeptor-Protein zur Erkennung des Insulins, das dieses binden kann. Ist eine solche Insulinbindung erfolgt, signalisiert dies dem Glukosetransporter der Zelle, über die Zelloberfläche Glukose aufzunehmen und in die Zelle zu schleusen. **Das Insulin ist also quasi ein genau passend auf die Glukosemenge abgestimmter Schlüssel: ein »Zelltüröffner«.**

Bei einer Insulinresistenz sind diese Prozesse gestört. Es wird zwar Insulin produziert, jedoch genügt dieses nicht mehr, um die »Zelltür« für die Glukose zu öffnen. Es bedarf einer individuell höheren Konzentration von Insulin im Blut, damit Glukose in die Zelle eingeschleust werden kann. Liegt eine Insulinresistenz vor, verbleibt zunächst nicht nur Glukose, sondern auch das Insulin im Blut. Blutzucker- und Insulinspiegel sind erhöht. Für den Körper bleibt die Information eines zu hohen Blutzuckers bestehen und die Bauchspeicheldrüse produziert weiter Insulin. Je ausgeprägter die Insulinresistenz, desto mehr Insulin wird benötigt, um die Glukose in die Zellen zu transportieren. Zum Teil können 15-mal höhere Insulinkonzentrationen zur Verstoffwechslung der Glukose nötig werden. **Das ist sinngemäß eher ein Rammbock anstatt eines Schlüssels, um die Zelltüren zu öffnen.**

Hier wird klar, welche Anstrengungen die Bauchspeicheldrüse vornehmen muss, um den Kohlenhydratstoffwechsel bei einer Insulinresistenz zu gewährleisten. Kein Wunder, dass die Bauchspeicheldrüse bei einer anhaltenden Insulinresistenz zunehmend erschöpft ist und der Aufgabe der Insulinproduktion irgendwann nicht mehr ausreichend bis gar nicht mehr nachkommen kann. Die Folge: Die Blutzuckerwerte erhöhen sich immer weiter und Typ-2-Diabetes wird diagnostiziert. Daher wird eine anhaltende Insulinresistenz oftmals auch Prädiabetes genannt, denn wird das Problem nicht behoben, entsteht oftmals ein Typ-2-Diabetes.

Der medizinischen Definition nach liegt ein Prädiabetes vor, wenn die Blutzuckerwerte nüchtern zwischen 100 und 125 mg/dl liegen und wenn nach einem Glukosetoleranztest (zwei Stunden nach Gabe von Glukose wird der Blutzucker gemessen) der Blutzuckerwert zwischen 140 und 199 mg/dl liegt. Ein HbA1c-Wert (Langzeitblutzuckerwert) zwischen 5,7 und 6,4 Prozent gilt ebenfalls als Indiz für Prädiabetes. Genauer gesagt ist eine anhaltende Insulinresistenz bis zu diesen Messwerten noch kein Prädiabetes, aber in sehr vielen Fällen der Vorläufer. Man geht nach gegenwärtigem Kenntnisstand davon aus, dass zwischen dem Auftreten einer anhaltenden Insulinresistenz und einem diagnostizierten hohen Blutzuckerspiegel mehrere Jahre bis hin zu Jahrzehnten vergehen können. Das Fatale: Betroffene bemerken eine Insulinresistenz und die Anfänge einer Typ-2-Diabetes-Erkrankung häufig nicht, doch es kommt bereits zu Beeinträchtigungen der Organe und Nerven. So weisen zum Zeitpunkt der Diagnose eines Typ-2-Diabetes bis zu 40 Prozent der Betroffenen bereits Folgeschäden auf. Unterstützt wird dies durch die häufigen Begleiter einer Insulinresistenz, wie etwa das Übergewicht oder erhöhte Triglyzeridwerte.

Je insulinresistenter ein Mensch, desto schwerer wird es, einer Gewichtszunahme entgegenzuwirken, da durch den Insulinüberschuss eine Gewichtszunahme gefördert und eine -abnahme verhindert wird. Insulin ist nämlich ein anaboles Hormon, das heißt ein wachstumsförderndes, das zudem die Fettverbrennung behindert.

Eine Insulinresistenz erhöht auch damit nicht nur das Risiko für Typ-2-Diabetes, sondern unter anderem auch für Bluthochdruck, Herz-Kreislauf-Erkrankungen, Fettstoffwechselstörungen und Übergewicht, zusammengenommen auch als das »Metabolische Syndrom« bekannt.

Ursachen der Insulinresistenz

Die Entwicklung einer anhaltenden Insulinresistenz und, in weiterer Folge, einer Typ-2-Diabetes-Erkrankung wird durch erbliche Faktoren begünstigt. Bei Insulinresistenz handelt sich jedoch auch um eine stark verhaltensbedingte Reaktion des Körpers auf Fehlernährung und Bewegungsmangel. Dies zeigt sich auch an der immensen Zunahme von Insulinresistenz und ihrer Folge- sowie Begleiterscheinungen bei immer jüngeren Menschen. Ebenso zählt Stress zu den Mitverursachern einer Insulinresistenz.

Eine anhaltende und gesundheitsgefährdende Insulinresistenz tritt vor allem dann auf, wenn sich die Zellen vor energetischer Überversorgung (Glukoseüberschuss) schützen müssen, was bei einer kohlenhydratreichen Ernährung und geringem Energieverbrauch aufgrund von Bewegungsmangel schnell der Fall ist. Problematisch wird eine Insulinresistenz, wenn der Überschuss von Glukose fortwährend vorliegt. Durch die Insulinresistenz kann diese nicht gänzlich in die Muskelzellen und Leber transferiert werden, daher wird die überschüssige Energie in den Fettzellen abgelagert, wo sie zu Körperfett umgewandelt wird. Durch den Insulinüberschuss im Blut wird dieser Prozess begünstigt. Insulin ermöglicht nicht nur die Energieeinschleusung in Muskelzellen und zur Leber, sondern auch in die Fettzellen, die hierdurch bei einem Energieüberschuss größer werden können und sich dadurch chronisch entzünden. Diese zu großen Fettzellen wiederum befeuern den Insulinresistenzprozess, da sie ihrerseits durch die Entzündung zunehmend insulinresistent werden – ein Teufelskreis.

Den Insulinresistenz-Teufelkreis durchbrechen

Die Kenntnis über die Insulinresistenz zeigt eines offenkundig: Es sollte ein vornehmliches Ziel sein, sie zu begrenzen und zu revidieren, um die Gesundheitsrisiken, die mit ihr einhergehen, zu durchbrechen.

Eines ist leider auch klar: Wer durch Fehlernährung, Bewegungsmangel und damit Übergewicht einen Typ-2-Diabetes entwickelt hat, kann »sein Problem« durch ein »weiter so mit passenden Insulininjektionen« gewiss nicht lösen – er verschlimmert es mit hoher Wahrscheinlichkeit sogar. Denn kohlenhydratreiches Essen und Gegenregulieren mit Insulininjektionen verstärkt nur den »Insulin-Rammbock«, um die Zelltüren für einen weiteren Glukoseüberschuss zu öffnen und forciert die krankhaften Prozesse.

Die gute Nachricht in diesem Zusammenhang ist: **Der Insulinresistenz-Teufelskreis ist keine unaufhaltbare Abwärtsspirale, sondern in den meisten Fällen aufhaltbar und sogar revidierbar!** Die Chancen hierfür sind umso besser, je früher diabetische Symptome festgestellt werden.

So weiß man heute zweifelsfrei auch, dass Typ-2-Diabetes in vielen Fällen – vor allem, wenn er erst wenige Jahre besteht – komplett und anhaltend in die Remission gebracht werden kann, das heißt heilbar ist. Zwar kann man davon ausgehen, dass man ihn auch relativ schnell »wiederbekommt«, wenn man den ungesunden Lebensstil wieder pflegt, aber ebenso kann man ihn sich auch mit einem gesunden Lebensstil ohne Medikamente vom Leibe halten.

Leider besteht in vielen Köpfen noch das »alte Wissen«, dass »einmal Diabetes« gleichbedeutend ist mit »immer Diabetes«, dem ist aber nicht so! Die seltenere, nur circa fünf Prozent betreffende Form des Typ-1-Diabetes ist nach derzeitigem Kenntnisstand nicht heilbar, ihr liegen aber auch gänzlich vom Typ 2 unterschiedene Krankheitsprozesse zugrunde. Typ-1-Diabetes ist eine nicht verhaltensinduzierte Autoimmunerkrankung, die oft in Kindheit und Jugend auftritt. Hier zerstört der Körper die Insulin produzierenden Zellen, da er sie fälschlicherweise als Feinde ansieht. Menschen mit Typ-1-Diabetes können, sind all diese Zellen (die sogenannten Betazellen der Langerhansschen Inseln in der Bauchspeicheldrüse) zerstört, gar kein Insulin produzieren und sind fortwährend auf Insulininjektionen oder Insulingaben über eine Insulinpumpe angewiesen. Dies ist nach derzeitigem Kenntnisstand ein nicht revidierbarer Prozess.

Menschen mit Typ-2-Diabetes jedoch tragen das Handwerkszeug, den ihrer Erkrankung zugrunde liegenden Prozessen den Kampf anzusagen, in den eigenen Händen. Im Optimalfall können sie den Diabetes ganz loswerden und dabei noch viele weitere Gesundheitsvorteile erlangen oder aber es kann erhebliche Verbesserungen geben: Diese reichen vom Verzicht auf Insulin und gegebenenfalls Medikamenten bis hin zu einem besseren allgemeinen Gesundheitszustand, Gewichtsabnahme und der Vermeidung von diabetischen Folgeschäden.

> **Das A und O zum Durchbrechen des Insulinresistenz-Teufelskreises und für ein gesundes Leben mit und ohne Diabetes ist: Übergewicht reduzieren – sich mehr bewegen und sinnvoll essen.**

Nicht nur Menschen mit Typ 2 können profitieren, denn die in *Check Diabetes* beschriebenen Maßnahmen in Sachen Ernährung und Bewegung bringen auch viele Vorteile für Menschen mit Typ-1-Diabetes, da Blutzuckerschwankungen nach oben und unten vermieden werden können und so noch mehr Flexibilität geschaffen werden kann.

Grundwissen für einen gesunden Lebensstil

Wer sein Diabetes-Schicksal selbst in die Hand nehmen möchte, braucht kein ganzes Medizin- oder Ökotrophologiestudium zu absolvieren. Die wichtigsten Informationen, um selbst richtig viel bewirken zu können, sind schnell zusammengefasst, der Erfolg dafür umso potenziell umfangreicher: *weniger Blutzuckerschwankungen (alle Diabetes-Typen), Insulinsensitivität verbessern, Typ-2-Diabetes vermeiden, von Insulininjektionen bei Typ 2 wegkommen und im Idealfall Typ-2-Diabetes wieder loswerden.*

Zunächst einmal ist es wichtig, vorab ein paar Grundinformationen über die immensen Vorteile von Bewegung und Sport zu kennen, denn wer diese nutzt, verschafft sich, neben mehr Gesundheit, auch ein höheres Maß an Ernährungsflexibilität ohne Gesundheitseinbußen.

Gesünder und Diabetes – fitter durch mehr Bewegung

Sport ist ein fantastisches Mittel, um sich selbst gesünder und glücklicher zu machen. Ab einer individuell unterschiedlichen Belastungsgrenze können beim Training Hormone freigesetzt werden, die schmerzstillend sind und Glücksgefühle bis hin zu Euphorie bewirken. Diesen Punkt erreicht man kaum nach fünf Minuten und auch nicht nach Bewegungen, die wenig anstrengen. Die verantwortlichen biochemischen Prozesse werden durch Anstrengung hervorgerufen und sind vermutlich Teil unseres evolutionären Erbes, das uns in kräftezehrenden Situationen (zum Beispiel als unsere Vorfahren auf der Flucht vor einem wilden Tier waren) ausdauernder, mutiger und optimistischer macht, damit wir uns effektiver in Sicherheit bringen können. Unser evolutionäres Erbe macht es uns also nicht nur schwer (man denke hier an die Veranlagung Fett einzulagern, die es bei Energieüberschuss nahezu unmöglich macht, schlank zu bleiben), sondern bietet auch Möglichkeiten, uns gesunde Verhaltensweisen zu erleichtern. So können und sollten wir die natürliche Veranlagung, die uns Freude an der Anstrengung vermittelt, nutzen, um Kalorien zu verbrennen. Im Falle von Diabetes kommen dem Sport noch weitere Vorteile zu:

Muskeln trainieren – besonders bei Diabetes!

Unsere Muskulatur ist es, die uns die Kraft gibt, ganz alltägliche Dinge zu tun: gehen, Treppen steigen, den Regenschirm aufspannen oder ein Buch halten und vieles mehr. Selbst diese kleinsten Alltagsbewegungen bedürfen unserer Muskulatur und verbrauchen Energie. Werden nun unsere Muskeln stärker beansprucht und unsere Kraftgrenzen erreicht, setzt dies das Signal für Muskelwachstum. Das ist ein ausgesprochen wünschenswerter Prozess, da eine gestärkte und vermehrte Muskulatur viele Vorteile hat:

- Je mehr Muskulatur, desto höher der Tagesbedarf an Kalorien (Grundumsatz), denn je mehr Muskelmasse vorhanden ist, desto mehr Energie wird benötigt und verbraucht. Dadurch wird auch der Insulinresistenz vorgebeugt. Eine bestehende Insulinresistenz kann durch Muskelaufbau sogar verringert werden, da trainierte Muskeln insulinsensitiver sind.
- Ein Mensch mit Typ-1-Diabetes muss weniger spritzen und kann durch einen niedrigeren Insulinspiegel Blutzuckerschwankungen besser vermeiden. Menschen mit Typ-2-Diabetes haben die Chance – je nach Schweregrad der Erkrankung und in Verbindung mit Ernährungsmaßnahmen – Insulin und/oder Medikamente teilweise oder sogar ganz einzusparen. Dies liegt darin begründet, dass Muskeltraining und eine trainiertere Muskulatur dem Insulinresistenz-Teufelskreis entgegenwirken. Wie Dr. Matthias Ried, Diabetologe und Ernährungsmediziner vom medicum Hamburg, auch bekannt aus der NDR-Sendung »Die Ernährungsdocs« sagt, sind die Vorteile des Muskelaufbaus durch Sport für einen Menschen mit Diabetes von entscheidender Bedeutung. Ebenso sei Diabetes ein Alterungsförderer, während Sport verjüngend wirke und Alterungsprozesse nachhaltig verlangsamen könne.
- Der Körper wird »stabiler«. Insbesondere ab dem 30. Lebensjahr, ab dem schon erste Alterungsprozesse einsetzen, kann eine gut ausgebildete Muskulatur späteren Alterserscheinungen entscheidend vorbeugen. Im höheren Alter schützt die Muskulatur vor Stürzen.
- Muskelaufbau durch Sport beugt generell der Entstehung von Zivilisationskrankheiten und damit auch dem Typ-2-Diabetes vor.

Regelmäßiges Muskeltraining in Kombination mit Ausdauertraining

Wer sein Muskeltraining mit Ausdauertrainingseinheiten kombiniert, verbessert seine Stoffwechsellage noch weiter, denn der Grundumsatz an Kalorien wird weiter erhöht, das Herz-Kreislauf-System gestärkt und die Blutzuckerregulation begünstigt sowie die Fettverbrennung angekurbelt.

Grundumsatz und Kalorien-/Energiebilanz

Der menschliche Körper verbraucht in jeder Sekunde Energie. Diese Energie bezieht er aus aufgenommenen Makronährstoffen, er kann sie aber auch aus dem eigenen Organismus gewinnen, vornehmlich aus dem Fett- und Muskelgewebe. Der sogenannte Grundumsatz (Energiebedarf ohne körperliche oder geistige Anstrengung) liegt bei einem Erwachsenen im Durchschnitt in einer Stunde bei einer Kilokalorie (kcal) pro Kilogramm Körpergewicht. Man kann seinen durchschnittlichen täglichen Grundumsatz also leicht errechnen, wenn man sein Gewicht mit 24 (für 24 Stunden) multipliziert. Der Grundumsatz bei Frauen liegt im Schnitt um 10 Prozent niedriger, da Frauen meist anlage- sowie hormonell bedingt weniger Muskulatur haben als Männer. Je höher der Anteil der Muskeln an der Gesamtmasse ist, desto höher auch der Grundumsatz, da Muskeln mehr Energie benötigen als beispielsweise Fettgewebe. Insofern ist die Berechnung des Grundumsatzes nur als Richtwert zu verstehen, da jeder Körper individuell sehr unterschiedlich sein kann. Zur Ermittlung der eigenen Kalorien-/Energiebilanz muss zudem der Energiebedarf aus Aktivitäten hinzugerechnet werden, auch »Leistungsumsatz« genannt. Dieser kann mithilfe des PAL-Wertes ermittelt werden. Dieser Wert gibt den Faktor an, mit dem der individuelle Grundumsatz zu multiplizieren ist, um den tatsächlichen täglichen Kilokalorien-/ Energieverbrauch bzw. -bedarf zu berechnen. Faustregeln zur Multiplikation mit dem Grundumsatz sind:

- bei einem Lebensstil, der fast nur sitzend stattfindet: mal 1,2,
- bei einem Lebensstil mit überwiegend sitzender Tätigkeit und nur geringen Freizeitaktivitäten: mal 1,4 bis 1,5,

- bei einem sitzenden sowie gehenden oder stehenden Lebensstil: mal 1,6 bis 1,7,
- bei einem vorwiegend gehenden oder stehenden Lebensstil: mal 1,8 bis 1,9,
- bei einem physisch anstrengenden und fordernden Lebensstil: mal 2,0 bis 2,4.

An den Multiplikationsfaktoren zeigt sich, wie erheblich die körperliche Aktivität durch Arbeit oder Sport den Energiebedarf beeinflusst. Ganz unabhängig davon, welche Makronährstoffe man aufnimmt, gilt: Wer abnehmen möchte, sollte am Ende des Tages eine negative Energie-/Kalorienbilanz vorweisen können. Bei einer anhaltenden positiven Kalorienbilanz ist meist schon nach kurzer Zeit eine Gewichtszunahme in Form von mehr Körperfett zu verzeichnen. Ermittelte PAL-Werte sind nur als Orientierung zu betrachten, da Verstoffwechslungsprozesse von Mensch zu Mensch stark variieren können.

Grundwissen für eine sinnvolle Ernährung

Der richtigen Ernährung kommt eine entscheidende Bedeutung dabei zu, eine Diabeteserkrankung selbst in die richtige Richtung zu steuern.

- Dies kann bei Typ 1 und Typ 2 eine Verbesserung der Blutzuckerlage sein, das heißt Schwankungen nach oben und unten vermeiden und dazu möglichst wenig durch Insulininjektionen, Medikamente oder Extra-Kohlenhydratportionen herumjustieren zu müssen.
- Zur Vermeidung von Typ-2-Diabetes beitragen und bereits bei Übergewicht, Insulinresistenz oder Prädiabetes den Insulinstoffwechsel wieder in ein gesundes bedarfsgerechtes Maß bringen.
- Bei Typ-2-Diabetes einen bereits bestehenden Bedarf an Insulininjektionen verringern, überflüssig machen oder auch von vorneherein vermeiden.

- Bei Typ-2-Diabetes Medikamente mittelfristig überflüssig machen.
- Typ-2-Diabetes komplett in die Remission bringen und damit heilen.

Welche dieser Ziele erreichbar sind, ist immer abhängig vom Individualfall. Jedoch sind sämtliche Möglichkeiten bewiesen und in vielen Fällen möglich. Wünschenswert und gesünder als ein »Weiter so« sind sie zudem allesamt.

Um durch die Ernährung auf den Diabetesverlauf entscheidenden Einfluss nehmen zu können, sind ein paar grundlegende Kenntnisse über die verschiedenen Bestandteile von Lebensmitteln nötig. Hier liegt vor allem der Fokus darauf, was diese Bestandteile (Makro- und Mikronährstoffe) im Hinblick auf den Blutzucker- und Insulinspiegel bewirken. Während Mikronährstoffe in wesentlich geringeren Mengen als Makronährstoffe vom Körper benötigt werden, übernehmen diese dennoch lebenswichtige Funktionen. Zu ihnen zählen Mineralstoffe, Spurenelemente und Vitamine. Anders als Makronährstoffe sind Mikronährstoffe nicht direkt relevant für den Energiehaushalt des Körpers und daher in Fragen der Blutzuckereinstellung nur sekundär zu betrachten. Nichtsdestotrotz kommt ihnen bei Menschen mit Diabetes eine besondere Rolle zu, da durch Diabetes ein höherer Bedarf an einzelnen Mikronährstoffen entstehen kann und eine günstige Mikronährstoffaufnahme die Insulinresorption verbessern kann.

Meist gilt, je naturbelassener ein Nahrungsmittel ist, desto mehr natürliche Mikronährstoffbestandteile sind enthalten. Deswegen rät man bei vielen Gemüsesorten (übrigens wahre Kraftprotze in Sachen Mikronährstoffgehalt), diese schonend zu garen.

Makronährstoffe

Entscheidender bei der Gestaltung einer gesunden und sinnvolle Ernährung bei (und gegen) Diabetes sind die drei Makronährstoffe: Kohlenhydrate (verschiedene Zuckerformen), Lipide (verschiedene

Fette, die wiederum aus unterschiedlichen Fettsäuren bestehen) und Proteine (Eiweiß, das aus unterschiedlichen Aminosäuren besteht). Es gibt tatsächlich nur diese drei Makronährstoffgruppen, aus denen unser Körper seine Energie bezieht. Was sie in unserem Körper bewirken, ist verschieden.

1. Kohlenhydrate (Zucker) – der mit Abstand größte Einflussnehmer auf den Blutzucker- und Insulinspiegelspiegel

Um Kohlenhydrate zu verstoffwechseln, benötigt der Körper Insulin, denn Kohlenhydrate bestehen aus Zuckermolekülen (daher wird auch häufig statt von Kohlenhydraten einfach von »Zucker« gesprochen).

Die meisten Zuckermoleküle sind Energie für den Körper, die, je nach Zuckerart, unterschiedlich schnell aufgespaltet und verarbeitet werden kann. Ein Gramm Kohlenhydrate enthält in etwa vier Kilokalorien (kcal). Es gibt verschiedene Komplexitätsformen der Kohlenhydrate. Das beutetet für unseren Körper, je nach Kohlenhydratform, unterschiedlich viel Aufwand, um sie physiologisch nutzbar zu machen und abzubauen. Nehmen wir zum Beispiel ein Stück Vollkornbrot: Hier ist Zucker enthalten, und zwar nicht zu knapp. Im Vollkornbrot sind jedoch wesentlich komplexere Kohlenhydrate (Zuckerformen) enthalten als etwa in einem Stück Würfelzucker, das aus Zweifachzucker in Form von Glukose und Fruktose besteht.

Fast alle Kohlenhydrate sind insulinrelevant – bis auf die Ballaststoffe, die zwar biochemisch betrachtet durch ihre Bausteine ebenfalls zu den Kohlenhydraten zählen, jedoch kein Insulin benötigen. Ballaststoffe sind vor allem in Gemüse, Samen, Nüssen und Vollkornprodukten mit hohem Schrotanteil enthalten. Sie werden physiologisch anders als Kohlenhydrate verstoffwechselt. Auf Nährwertangaben sind sie für gewöhnlich separat und nicht als Kohlenhydrate aufgeführt. Empfehlungen und Aussagen zu Kohlenhydraten in der Ernährung beziehen sich wegen der entscheidenden Unterschiede *nicht* auf Ballaststoffe, sondern auf die insulinrelevanten Kohlenhydrate.

Alle Kohlenhydrate bestehen stets aus Kohlenstoff, Wasserstoff und Sauerstoff. Die verschiedenen Anteile dieser Bestandteile machen die Komplexität der Kohlenhydrate aus.

Kohlenhydratformen

Einfachzucker (Monosaccharide) bestehen aus einem einzigen Zuckermolekül. Einfachzucker sind Glukose (Traubenzucker) und Fruktose (Fruchtzucker). Die Glukose führt zu einer raschen und kurzfristigen Erhöhung des Blutzuckerspiegels.

Zweifachzucker (Disaccharide) bestehen aus zwei Einfachzuckermolekülen. Ein Beispiel ist die als Haushaltszucker bekannte Saccharose (bestehend aus Rüben- und Rohrzucker). Einfach- und Zweifachzucker sind vor allem in süßen Lebensmitteln wie Schokolade, Fruchtgummi, Cola und anderen Softdrinks enthalten.

Laktose (Milchzucker) wird ebenfalls zur Gruppe der Disaccharide gezählt. Ihr kommt jedoch in der Betrachtung ihrer Blutzuckerwirkung eine andere Rolle als anderen Zweichfachzuckern zu. So hat Laktose eine etwa viermal längere Wirkdauer als der zu den Zweifachzuckern zählende Haushaltszucker und damit einen niedrigen glykämischen Index (siehe Seite 42). Die Mengen des Milchzuckers in natürlichen Milchprodukten sind zudem verhältnismäßig gering.

Oligosaccharide bestehen aus mindestens drei bis zu neun Einfachzuckermolekülen. Zu ihnen zählen zum Beispiel Verbascose, Stachyose und Raffinose. Oligosaccharide sind primär in Hülsenfrüchten enthalten.

Mehrfachzucker (Polysacharide) haben mindestens zehn Einfachzuckermoleküle. Klassische Mehrfachzucker sind Stärke, Dextrine, Glykogen und Ballaststoffe: Stärke ist vor allem in pflanzlichen Lebensmitteln wie Kartoffeln, Gemüse und Getreideprodukten (zum Beispiel Brot oder Reis) enthalten. Im Falle der meisten Gemüsesorten ist jedoch oft keine oder nur wenig Stärke enthalten, während Reis, Weizen und Roggen sehr viel Stärke enthalten. Die Dextrine sind Stärkeabbauprodukte, die durch verschiedene Prozesse entstehen können.

Bei Glykogen handelt es sich um Glukose oder Glykose, die vom Körper speicherbar umgewandelt wurde. Glykogen entsteht im Körper dann, wenn mehr Glykose oder Glukose im Blut vorhanden ist, als gerade für den Energiestoffwechsel benötigt wird. Dieser »Zuckerüberschuss« wird dann zu Glykogen umgewandelt und in Leber und Muskeln gespeichert.

Ballaststoffe zählen auch zu den Mehrfachzuckern, sind jedoch nicht verdaulich und haben keine direkte Wirkung auf den Energiestoffwechsel. Sie werden separat betrachtet und wenn man allgemein von Kohlenhydraten hört oder spricht, sind Ballaststoffe üblicherweise nicht gemeint. Ballaststoffe erhöhen den Blutzucker nicht und haben viele positive Eigenschaften. Sie sind unter anderem verdauungsfördernd und wirken positiv auf die Darmgesundheit. Studien zeigen zudem protektive Wirkungen, zum Beispiel hinsichtlich der Entstehung von Herzerkrankungen und Typ-2-Diabetes. Man unterscheidet zwei Gruppen von Ballaststoffen: die wasserlöslichen und nicht löslichen, die beide gesundheitsfördernden Nutzen für den Körper haben. Die nicht löslichen Ballaststoffe kommen in größeren Mengen in Vollkornprodukten vor, da diese weniger verarbeitet wurden und die ballaststoffhaltigen Schalen noch in den Produkten enthalten sind. Ballaststoffe befinden sich ebenso in großen Mengen in vielen weiteren pflanzlichen Lebensmitteln wie Gemüse, Nüssen und Samen. In Gemüse sind viele lösliche Ballaststoffe enthalten. Wie Dr. Riedl erklärt, kann eine gemüsereiche Ernährung und ein täglich mäßiger Verzehr von Nüssen eine optimale Ballaststoffversorgung ermöglichen – auch ohne den Verzehr von Vollkornprodukten.

Einer ballaststoffreichen Ernährung kommt eine für die Gesundheit hohe Bedeutung zu. Mindestens 30 Gramm Ballaststoffe am Tag sollten verzehrt werden. Wer nicht gern auf Getreideprodukte zurückgreift, kann die Gesundheitsvorteile der Ballaststoffe mit hoher Wahrscheinlichkeit auch aus Gemüse, Nüssen und Samen ziehen.

Auf Nährwertangaben von Nahrungsmitteln finden sich mittlerweile oft auch Zuckeralkohole unter den Kohlenhydraten. Diese sind meist nicht insulinrelevant. Der Zuckeraustauschstoff Erythrit zum Beispiel hat keine Wirkung auf den Insulinspiegel. Solche Bestandteile finden sich jedoch für gewöhnlich nur in spezieller Low-Carb-Nahrung, zum Beispiel zuckerfreier Schokolade.

Wie andere Zuckerausstauschstoffe auch können Zuckeralkohole die Verdauung beeinträchtigen und sollten daher, je nach Verträglichkeit und Geschmack, nur maßvoll verwendet werden.

Die Art des aufgenommenen Zuckers hat unterschiedlich ausgeprägte Prozesse vor allem für den Insulinausstoß zur Folge, die auch für die Gesundheit relevant sind. Das Vollkornbrot zum Beispiel enthält komplexe Kohlenhydratformen. Das bedeutet, sie sind langkettig und müssen zunächst aufgespalten werden, um die vom Insulin in die Zellen transportierbare Glukose zu erhalten. Für unseren Körper bedeutet dies, dass der Blutzuckerspiegel nach dem Verzehr des Vollkornbrotes nicht sofort ansteigt, da die Spaltungsprozesse Zeit in Anspruch nehmen. Komplexe Kohlenhydrate werden daher nicht abrupt, sondern langsam, in einem relativ stetigen Verlauf für den Körper, als Energie nutzbar. Der Blutzuckerspiegel wird in diesem Falle langsam erhöht. Ganz anders verhält es sich, wenn wir zum Beispiel ein Stück Traubenzucker (Einfachzucker) essen. Hier steigt der Blutzucker schon innerhalb weniger Minuten an, da der Körper nichts mehr aufspalten muss, also quasi nichts zu tun hat, außer die Energie mithilfe von Insulin in die Zellen zu schleu-

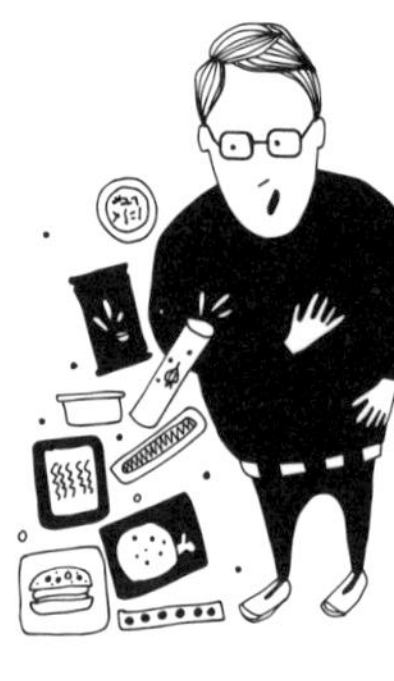

sen. Entsprechend stößt der Körper hierzu das Insulin aus. Bei einer großen Menge wenig komplexer Zuckerformen bedeutet dies eine abrupte und hohe Bereitstellung von Insulin. Bei einem gesunden Organismus wird der Insulinausstoß dem Blutzuckeranstieg individuell durch physiologische Prozesse angepasst. Stellen wir uns nun einen Menschen mit Insulinresistenz vor und erinnern uns an das Schlüsselprinzip, wird klar: Jetzt wäre der Insulin-Rammbock nötig, um die Zelltüren für die große Menge Glukose im Blut aufzustoßen.

Einfache Zuckerformen wie Traubenzucker lassen den Blutzucker für kurze Zeit stark ansteigen, komplexe wie Vollkornbrot weisen eine ebenere, dafür aber längere Wirkungskurve auf. Dies ist ein wichtiger Punkt, den wir uns für unsere tägliche Ernährung merken sollten. Hierin liegt nämlich auch begründet, warum Menschen mit Diabetes eine Ernährung mit komplexen statt einfachen Kohlenhydraten empfohlen wird, denn abrupte und hohe Insulinausschüttungen führen in vielen Fällen nur kurze Zeit nach dem zuckerreichen Essen zu einem zu niedrigen Blutzuckerspiegel, da das kurzfristig benötigte Insulin nämlich auch nach dem Abbau der einfachen Zuckerformen noch wirkt. Dasselbe Phänomen tritt übrigens auch bei Menschen ohne gestörten Insulin- und Kohlenhydratstoffwechsel auf. Die Provokation hoher Insulinausschüttungen zur raschen Blutzuckerregulation führt auch bei ihnen oft zu einem vermehrten Verbleib von Insulin im Körper und der Blutzucker sinkt unter den Normalwert ab. Bei gesunden Menschen ist dies auch ungesund und begünstigt, wenn es Teil der regelmäßigen Ernährung ist, Übergewicht und Typ-2-Diabetes, es ist aber nicht akut gefährlich. Bei Menschen mit Diabetes, insbesondere Insulinpflichtigen, drohen Blutzuckerentgleisungen nach oben (bei zu wenig Insulingabe) und unten (bei zu hoher Insulingabe).

Neben einer Unterzuckerung ist bei den meisten Menschen, egal ob mit oder ohne Diabetes, nicht selten auch Heißhunger die Folge – oft weniger als 2 Stunden nach der üppigen Kohlenhydratmahlzeit (auch wenn schon genügend oder zu viele Tageskalorien verzehrt wurden).

Eine gleichmäßige Einstellung für Menschen mit Diabetes ist so kaum möglich. Auch wegen dieser Prozesse gilt eine Ernährung mit vielen einfachen Kohlenhydraten als ungesund und Übergewicht fördernd.

Dass jedoch die Alternative, eine an komplexen Kohlenhydraten reiche Ernährung, wirklich sinnvoll und zeitgemäß ist, vor allem bei Menschen mit Diabetes oder erhöhtem Diabetes-Risiko, kann man daraus nicht schließen, denn hohe Kohlenhydratmengen benötigen, auch wenn sie langsam wirken, eine Menge Insulin.

Kohlenhydrate zusammengefasst – wichtig für Diabetiker:

Je einfacher die Kohlenhydrate, desto schneller erhöhen sie den Blutzuckerspiegel. Nahrungsmittel mit einem hohen einfachen und zweifachen Zuckeranteil und niedrigem Fettanteil haben einen hohen glykämischen Index (GI) und benötigen eine kurzfristige, nicht selten auch hohe Insulinmenge, um einen normalen Blutzuckerspiegel zu halten. Anders ist dies bei den komplexen Kohlenhydraten mit niedrigem GI, die meist ballaststoffreicher sind und den Blutzucker langsamer ansteigen lassen und zudem länger sättigen. Neben der Geschwindigkeit der Blutzuckererhöhung ist auch noch ein weiterer Faktor wichtig: die glykämische Last (GL). Sie bezieht neben der Geschwindigkeit der Wirkung auch die gesamte Blutzuckerwirkung im Hinblick auf die Zuckermenge und damit auch die Gesamtmenge des benötigten Insulins mit ein (mehr auf Seite 43). Denn noch einmal an den Prozess der Insulinresistenz gedacht: Selbst wenn eine hohe Menge an Glukose nicht abrupt zur Verfügung steht, so liegt sie schließlich auch nach der Aufnahme vieler komplexer Kohlenhydrate im Blut vor. Insulin wird also ebenso benötigt. Wenn hier Resistenzen bereits entstanden sind, so stellt der Abbau dieser Glukose ebenfalls eine gegebenenfalls nicht leistbare Herausforderung für den Körper dar. Nichtsdestotrotz gilt: wenn schon Kohlenhydrate, dann besser komplexe – aber auch diese in Maßen, vor allem wenn man sich gesund und sinnvoll bei (und gegen) Diabetes ernähren möchte.

Übrigens: Je mehr Sport und Muskelaufbau wir betreiben, desto mehr Kohlenhydrate können wir uns auch »leisten«, denn erinnern wir uns an die Grundlagen zur Insulinsensitivität und Muskeln sowie

Bewegung wird klar, dass ein sportlicher Körper insulinsensitiver ist, das heißt weniger Insulin benötigt, um eine Kohlenhydratportion zu verstoffwechseln.

2. Fette (Lipide) – nicht blutzuckerrelevant und gesünder als lange vermutet

Das in Verruf geratene Nahrungsfett ist, anders als häufig propagiert, nicht ungesund, im Gegenteil, es hat wichtige Funktionen für unseren Körper. Da Nahrungs- und Körperfett gemeinhin denselben Überbegriff »Fett« tragen, liegt für viele Menschen die Schlussfolgerung nahe, dass fettreiches Essen auch den Körper fett macht. Dem ist allerdings nicht so, denn setzen wir bei Überernährung mehr Körperfett an, ist dies nicht vornehmlich auf das aufgenommene Nahrungsfett zurückzuführen, sondern auf eine positive Energiebilanz, die durch alle Makronährstoffe bewirkt werden kann und vor allem im Zusammenspiel mit starken Insulinausschüttungen bei zuckerreicher Nahrung problematisch und übergewichtsfördernd wird.

Nahrungsfette haben viele positive Funktionen: Wegen ihrer Eigenschaft der höchsten Energiedichte der drei Makronährstoffe liefern sie als Energieträger mehr als doppelt so viel Energie im Vergleich zu Kohlenhydraten und Eiweiß. Ein Gramm Fett enthält etwa neun Kilokalorien (kcal). Fett ist zudem ein Träger wichtiger Vitamine, die nur durch eine Fettaufnahme im Körper gelöst und damit verfügbar gemacht werden können. Dies sind die Vitamine A, D, E und K. Nahrungsfett benötigt kein Insulin, um vom Körper verstoffwechselt zu werden, was es zu einem interessanten Makronährstoff für Menschen macht, deren Insulinhaushalt gestört ist oder deren Organismus gar kein Insulin produzieren und damit Kohlenhydrate eigenständig nicht richtig oder gar nicht verstoffwechseln kann – was auf alle Menschen mit Diabetes zutrifft.

Fett im Körper ist auch ein Energiespeicher beziehungsweise -lieferant und bietet dem Körper essenzielle Fettsäuren, dient als Baustoff in Zellmembranen, als Vorstufe von Hormonen sowie als Schutz. Fettsäuren haben außerdem eine Pufferfunktion und dienen der Isolierung.

Nahrungsfettformen

Bei den Nahrungsfetten wird zwischen gesättigten, trans-ungesättigten, einfach ungesättigten sowie mehrfach ungesättigten Fettsäuren unterschieden. Für zahlreiche physiologische Vorgänge ist Fett essenziell. Das heißt, diese Vorgänge sind nur möglich, wenn bestimmte essenzielle Fettsäuren über die Nahrung aufgenommen wurden. Nach derzeitiger Studienlage kann man davon ausgehen, dass gehärtete Trans-Fettsäuren, die durch einen Teilhärtungsprozess entstehen (vollständig gehärtete Fette enthalten somit nicht zwangsläufig Trans-Fettsäuren) gesundheitsschädlich sind. Dies gilt jedoch nicht für alle Trans-Fettsäuren. Trans-Fettsäuren können bei mehrmaligem Erhitzen bestimmter Pflanzenöle oder zum Beispiel bei Desodorierungs- und Hydrierungsprozessen in der industriellen Bearbeitung von ungesättigten Fetten entstehen und in unterschiedlichen Ausprägungen in industriell hergestellten Lebensmitteln mit gehärteten Fetten enthalten sein (mitunter in Backwaren und frittierten Kartoffelprodukten); sie werden in diesen Fällen als schädlich eingestuft. Trans-Fettsäuren kommen aber auch natürlich vor: nämlich im Fett von Wiederkäuern, wobei die Schädlichkeitseinschätzung hier je nach Quelle anders ausfällt. Prof. Dr. Worm, Ökotrophologe aus München und Professor an der Deutschen Hochschule für Prävention und Gesundheitsmanagement erklärt, es gäbe Hinweise darauf, dass von diesen Trans-Fettsäuren einige wiederum förderliche Eigenschaften hätten.
Dass ungesättigte Fettsäuren sehr gesund sind, gilt als mittlerweile unbestritten. In diesem Kontext sagt Prof. Dr. Pfeiffer vom Deutschen Institut für Ernährungsforschung (Dife) in Berlin, dass wir mittlerweile viele Hinweise wie auch evidenzbasierte Belege für die protektive Wirkung von ungesättigten Fettsäuren zum Beispiel auf die koronare Herzkrankheit haben.

Bei gesättigten Fettsäuren gehen die Meinungen auseinander, aber auch hier kann man davon ausgehen, dass eine ausgewogene Ernährung, die reicher an Fetten (bis auf industriell hergestellte Trans-Fettsäuren) ist und ein gutes Verhältnis von Omega-Fettsäuren hält, gesundheitsförderlich ist.

Omega-3- und Omega-6-Fettsäuren

Essenzielle Fettsäuren sind mitverantwortlich für lebenswichtige Prozesse in unserem Organismus und müssen daher unbedingt zugeführt werden. Sie kommen sowohl in der Gruppe der Omega-3- als auch in der Gruppe der Omega-6-Fettsäuren vor. Beide sind Bausteine für andere Fettsäuren im Körper und wichtig für weitere physiologische Vorgänge. Vereinfacht gesagt, haben Omega-3-Fettsäuren eine entzündungshemmende, Omega-6-Fettsäuren eine entzündungsfördernde Wirkung. Wichtig dabei ist zu wissen: Entzündungen sind, wenn sie akut auftreten, zum Beispiel im Fall einer Verletzung, eine Heilfunktion des Körpers und positiv zu bewerten. Chronische Entzündungen hingegen bergen Gefahren, wie etwa chronisch entzündete Fettzellen, die insulinresistent werden. Es ist daher auch nahezu unmöglich, Omega-3- und Omega-6-Fettsäuren separat zu betrachten. Wie gesund oder ungesund die Omega-3- bzw. -6-Aufnahme ist, hängt vom Verhältnis der Fettsäuretypen zueinander ab. Das »Omega-6-zu- Omega-3-Fettsäuren-Verhältnis« wird in einem Bereich von 1 : 1 bis 5 : 1 als günstig eingestuft. Liegt es darüber, steigen die Gefahren, unter anderem für entzündliche Erkrankungen. In unserer heutigen Gesellschaft liegt das Verhältnis von Omega-6 zu Omega-3 teilweise bei 15 : 1 und höher. Tabellen über das Omega-Fettsäuren-Verhältnis geben Aufschluss über günstigere Ernährungsstile, aber Vorsicht: Tierische Nahrungsmittel, die naturgemäß einen hohen Omega-3-Gehalt haben, können durch nicht artgerechte Ernährung der Nutztiere reicher an Omega-6-Fettsäuren werden und dadurch ein schlechteres Verhältnis der Fettsäureverteilung aufweisen, als es bei artgerecht gehaltenen Tieren der Fall ist. Prof. Dr. Pfeiffer ergänzt, dass Omega-6-Fettsäuren durchaus günstige Fettsäuren seien, die in vielen Pflanzenölen, außer Palm- und Kokosöl, vorkämen. Man solle wegen eines benötigten Verhältnisses zu den Omega-3-Fettsäuren nicht fälschlicherweise davon ausgehen, dass es sich bei Omega-6 um schlechtere Fettsäuren handle.

Fett hat zwar die höchste Kaloriendichte mit neun Kilokalorien pro Gramm. Es ist jedoch ein gesunder Geschmacksträger, der, wie es scheint, lange Zeit zu Unrecht als der ungesunde Dickmacher unter den Makronährstoffen gehandelt wurde. Während man früher nur den Cholesterinwert zugrunde gelegt hat bei der Einschätzung, ob dieser gesund oder ungesund erhöht ist und damit Risiken für Kreislauf und Herz mit sich bringt, ist man heute weiter. Innerhalb der Cholesterintypen gibt es Unterschiede und das Verhältnis der Typen (HDL und LDL) ist entscheidender, ebenso wie der messbare Triglyceridwert, der neben dem HDL/LDL-Verhältnis als Indikator für Gesundheitsrisiken gilt. Der Triglyceridwert wird vor allem durch eine zu kohlenhydratreiche Ernährung erhöht und wird vom Nahrungsfett kaum beeinflusst und das HDL, das gemeinhin und verkürzt gesagt als das »gesunde« Cholesterin gilt, wird durch Nahrungsfettaufnahme erhöht.

In dieser stark verkürzten Beschreibung des heutigen Kenntnisstandes (genauer nachzulesen in Diabetes ist heilbar, erschienen April 2018 bei systemed) liegt auch das Geheimnis des »mal gefährlichen, mal gesunden Eis« begründet. Als man den Eierkonsum noch auf maximal eines am Tag begrenzte und Menschen mit erhöhtem Cholesterin von Eiern abriet, kannte man schlicht und ergreifend die genauen Vorgänge noch nicht. Ähnlich ist es mit dem Nahrungsfett generell, dem sein ungesunder Ruf bis heute unberechtigterweise anhaftet.

Fette zusammengefasst – wichtig für Diabetiker:

Fett galt lange Zeit besonders für Menschen mit Typ-2-Diabetes als kritischer Makronährstoff, der nur sehr eingeschränkt aufgenommen werden sollte. Gründe hierfür wurden unter anderem festgemacht an dem häufigen Übergewicht bei Typ-2-Diabetes sowie den nicht selten damit einhergehenden Fettstoffwechselstörungen und den damit wiederum verbundenen erhöhten LDL-Cholesterin-Werten. Lange galt demnach: Wer die Fettzufuhr verringert, verbessert auch die Cholesterinwerte. Wie beschrieben ist diese Annahme jedoch so nicht korrekt. Als Makronährstoff ohne Blutzuckerwirkung kann somit dem Fett eine größere Rolle in der täglichen Ernährung zukommen und eine Sättigung sowie geschmackliche Befriedigung durch das Essen wesentlich besser gewährleistet werden als bei einer Low-Fat-Ernährung. Wer ganz sicher gehen möchte, setzt vor allem auf mehrfach ungesättigte Fettsäuren und ist mit Nahrungsfetten in Form der meisten Pflanzenöle, vor allem Olivenöl, Nüssen und Fisch auf dem unbestritten gesunden Ernährungsweg in Sachen Fett unterwegs. Bei sehr reichlichem Fleischkonsum gibt es hinsichtlich roten Fleisches unterschiedliche Aussagen in Bezug auf eventuelle Gesundheitsrisiken. Aber selbst hier erhärten sich Hinweise, dass Fleisch reichlicher (vor allem weißes von Geflügel) verzehrt werden kann, als man es von klassischen, an vielen Kohlenhydraten orientierten Ernährungsempfehlungen kennt.

3. Proteine (Eiweiße) – gesunde Bausteine unseres Körpers

Proteine sind essenziell für den menschlichen Körper, da sie aus Aminosäuren bestehen – den Bausteinen unseres Organismus. Proteine bedürfen eines gewissen Anteils an Insulin, um verstoffwechselt zu werden. Dieser ist jedoch wesentlich geringer als bei Kohlenhydraten und betrifft auch nur einige Aminosäuren.

Proteine sind vor allem für den Zellaufbau und die Zellreparatur nötig. Es gibt sowohl pflanzliche als auch tierische Proteine, die durch die Nahrung aufgenommen werden können. Proteine sind mit etwa vier Kilokalorien (kcal) pro Gramm ebenfalls ein Energielieferant für den Körper. Gemeinhin haben tierische proteinreiche Produkte eine höhere biologische Wertigkeit als pflanzliche.

Proteinreiche Lebensmittel haben eine sehr sättigende Wirkung.

Zusammensetzung der Proteine

Nahrungsproteine bestehen aus Aminosäuren. Hier wird zwischen essenziellen (unentbehrlichen) und nicht essenziellen (entbehrlichen) Aminosäuren unterschieden. Erstere müssen über die Nahrung aufgenommen werden, da der Körper sie nicht selbst herstellen kann. Sie sind unabdingbar für das Überleben des menschlichen Organismus. Proteine fungieren als Baustoffe für unsere Zellen, Muskeln, Organe und unser Blut. Zudem sind die meisten Enzyme Proteine und auch Hormone sind aus Aminosäuren aufgebaut. Um seine Lebensfunktionen aufrechtzuerhalten, finden im Körper kontinuierlich Erneuerungsprozesse statt, für die die Proteinaufnahme zwingend erforderlich ist.

Es gibt 23 proteinogene Aminosäuren (das heißt, Aminosäuren, die Bausteine von Proteinen sind), von denen 20 als »Standard-Aminosäuren« klassifiziert sind. Sie können, je nach Zusammenstellung, die unterschiedlichsten Aufgaben im Körper haben. Neun von ihnen sind essenziell. Wer sie nicht über die Nahrung aufnimmt, muss mit Mangelerscheinungen rechnen. Die Qualität von Proteinen für den Körper bemisst sich an ihrer Verwertbarkeit. Je mehr die Zusammenstellung der Aminosäuren eines Nahrungsproteins einem körpereigenen Protein ähnelt, desto höher ist seine biologische Wertigkeit. Die Zahl der biologischen Wertigkeit gibt Auskunft darüber, wie viel Gramm für den Körper verwertbares Protein aus 100 Gramm eines aufgenommenen Nahrungsproteins erzeugt werden können. Die nicht verwertbaren Aminosäuren werden mit dem Urin über die Nieren ausgeschieden.

Unter den 20 Aminosäuren sind acht, die zu der sogenannten »Glukogenese« fähig sind. Das bedeutet, sie können in Glukose umgewandelt werden und damit meist mehrere Stunden nach Verzehr zu einem Anstieg des Blutzuckerspiegels führen, vor allem, wenn es sich um größere aufgenommene Eiweißmengen, wie zum Beispiel durch ein großes Steak, handelt.

Trotz der blutzuckererhöhenden Eigenschaft dieser sogenannten »glukoplastischen Aminosäuren« benötigen diese Proteine entscheidend weniger Insulin, um verstoffwechselt zu werden, als Kohlenhydrate.

Die empfohlene Menge an täglich aufzunehmenden Proteinen variiert je nachdem, wer Auskunft gibt. Konservative Empfehlungen, nach denen sich auch Menschen mit Diabetes lange richten sollten, liegen etwa bei einem Referenzwert von 0,8 Gramm pro Kilogramm Körpergewicht für Menschen bis 65 Jahren und 1 Gramm im höheren Alter. Dr. Riedl spricht sich für eine eiweißreichere Kost aus. Leistungssportlern empfiehlt er sogar Proteinmengen in Höhe von bis zu 1,8 Gramm pro Kilogramm Körpergewicht pro Tag. So seien die von der Deutschen Gesellschaft für Ernährung (DGE) empfohlenen 0,8 Gramm das absolute Minimum der benötigten Proteinmenge. Im Allgemeinen bewegen sich solche Empfehlungen um und unter 10 Prozent Proteinanteil in der täglichen Ernährung am Tag. Diese Empfehlungen sind jedoch mittlerweile ohne Zweifel überholt.

Dezidierte Untersuchungen zu proteinreicherer Ernährung hat Prof. Dr. Pfeiffer angestellt und herausgefunden, dass Proteinen, insbesondere bei Diäten, eine günstige Rolle für die Gewichtsabnahme zukommt und dass eine proteinreichere Ernährung mit bis zu 30 Prozent Protein am Tag empfohlen werden könne. Weiter sagt er, dass sie zwar keine Ergebnisse von Langzeitstudien hätten, jedoch im Hinblick auf zwei Jahre keine Schädlichkeit feststellen könnten. Diese Ergebnisse wurden auch von der Deutschen Diabetes Gesellschaft (DDG) in ihrer Veröffentlichung zur Aktualisierung der Diabetesleitlinien für Proteine übernommen.

Eine eiweißhaltige Ernährung ist gesund und ist vor allem für den Erhalt und Aufbau der Muskulatur wichtig.

Die lange Zeit restriktiven Vorgaben in Sachen Proteine bei Diabetes sind damit passé.

Lange hieß es: Im Falle von Nierenschädigungen sind Proteine mit Vorsicht zu genießen, da sie das Fortschreiten der Schädigung begünstigen können. Diese Empfehlungen stehen allerdings mittlerweile auf mehr als wackligem Boden. Prof. Dr. Stephan Martin, Chefarzt für Interdisziplinäre Diabetesbetreuung und Direktor des Westdeutschen Diabetes- und Gesundheitszentrums (WDGZ) aus Düsseldorf, verweist hier unter anderem auf eine Studie aus dem Jahr 2013, die eine Erhaltung und Verbesserung der Nierenfunktion nach einer kohlenhydratarmen und proteinreicheren Diät bei übergewichtigen Menschen, auch solchen mit Typ-2-Diabetes, feststellen konnte.

Selbstverständlich ist, insbesondere bei bereits bestehenden Einschränkungen, eine engmaschige Kontrolle durch und Zusammenarbeit mit dem behandelnden Arzt unabdingbar.

Im Übrigen hat eine proteinreiche Ernährung nach derzeitigem Kenntnisstand ebenso wenig eine negative Auswirkung, wenn keine vorherigen Einschränkungen der Nierenfunktion vorliegen. Um es mit den Worten von Prof. Dr. Martin zu sagen: »Von einer proteinreichen Ernährung wird man nicht nierenkrank!« Und Prof. Dr. Pfeiffer berichtet in diesem Zusammenhang, dass die Nephrologen noch vorsichtig seien und bei einer eingeschränkten Nierenfunktion weiterhin einen Richtwert von Protein von 0,8 Gramm pro Kilogramm Körpergewicht pro Tag empfehlen würden. Aktuelle Studien zeigten jedoch, dass dies nicht wirklich evidenzbasiert begründet sei. Hier könne man abwarten, was Ergebnisse in Zukunft zeigen, und womöglich von diesen Sicherheitsempfehlungen abweichen.

Proteine mit hoher biologischer Wertigkeit finden sich übrigens deshalb vor allem in tierischen Nahrungsmitteln, da uns die tierische Physiologie eher ähnelt als die pflanzliche. Hierbei ist es auch relevant, wie das Tier gelebt hat und wie es gefüttert wurde. Ein artgerecht gehaltenes Nutztier weist sowohl in der Fett- als auch Proteinbilanz für den menschlichen Organismus günstigere und gesündere

Werte auf. Die höchste biologische Wertigkeit (100) hat übrigens das Hühnerei, das als Referenzgrundlage zur Ermittlung der biologischen Wertigkeit eines Nahrungsmittels ist.

Eiweiße zusammengefasst – wichtig für Diabetiker:

Proteine können den Blutzucker beeinflussen. Dies dauert länger als bei aufgenommenen Kohlenhydraten und erfolgt in wesentlich geringerem Maße. Wie ein insulinpflichtiger Mensch mit Diabetesdarauf in der Insulintherapie reagieren kann, ist von Fall zu Fall variabel, berichtet Dr. Riedl. So könne es durchaus sinnvoll sein, bei einer reinen Proteinmahlzeit oder einer sehr fleischreichen Ernährung, mit Bolus-Insulingaben auf die Mahlzeit zu reagieren. Er empfehle dies aber nicht generell, nur wenn sich herausstelle, dass die individuellen Essgewohnheiten zu Blutzuckerspitzen führten. Ähnliches gelte auch für reine Gemüsemahlzeiten, die ja eigentlich nicht in Broteinheiten berechnet werden würden. Prof. Dr. Hauner, Humanmediziner und Ordinarius für Ernährungsmedizin an der TU München sowie Direktor des Else Kröner-Fresenius-Zentrums für Ernährungsmedizin, rät als hilfreiche erste Faustregel, wenn Regulationen nötig sein sollten, zu etwa einem Drittel der benötigten Insulinmenge für ein Gramm Protein im Vergleich zu einem Gramm Kohlenhydrate.

Eine Absprache mit dem behandelnden Arzt, wie bei einer proteinreicheren Ernährung im Individualfall umzugehen ist, ist in jedem Falle angezeigt. Gerade kurzwirkendes Analoginsulin kann nämlich, wenn es – um beim Beispiel zu bleiben – direkt zum Steak gespritzt wird, zu schnell wirken. Hier kann eher eine Kontrolle einige Stunden nach dem Essen mit gegebenenfalls geringfügiger Anpassung sinnvoller sein.

Bei Diabetikern mit eigener Insulinproduktion (also bei den meisten Typ-2-Diabetikern in unterschiedlichem Ausmaß) ist die sehr geringe und zudem sehr langsame Blutzuckerwirkung der Proteine von besonderem Vorteil, da ihr Körper so eine höhere Chance hat, den Abbauprozess eigenständig ohne Insulin- oder Blutzuckerüberschuss zu bewerkstelligen.

Makronährstoffe richtig verteilen

Das Wissen um Kohlenhydrate, Fett und Eiweiß macht einige Ernährungsentscheidungen bei Diabetes unter den Maßgaben »gesund« und »sinnvoll« eindeutig klar:

Wer Kohlenhydrate (vor allem die wenig komplexen) reduziert, braucht weniger Insulin, hat einen ausgeglicheneren Blutzucker- und Insulinspiegel und kann dadurch bei Diabetes und seiner Prävention viel erreichen.

Da früher sowohl Nahrungsfette als auch Nahrungseiweiße als besonders restriktiv zu verzehrende Makronährstoffe gehandelt wurden, stellten sich kohlenhydratbetonte Empfehlungen ein. Doch die Forschung ist weiter und gibt grünes Licht für mehr Flexibilität in der Makronährstoffverteilung des Tages. **Das von früher bekannte 50–60 Prozent der Tagesenergie aus Kohlenhydraten beziehen zu sollen, ist als gesunder Ernährungsweg eindeutig widerlegt.**

Blicken wir nun besonders auf Menschen, die Probleme mit der eigenständigen Verstoffwechslung des Makronährstoffes Kohlenhydrate haben (sprich alle Menschen mit Diabetes, egal welchen Typs, sowie Prädiabetiker und Menschen mit Insulinresistenz), sind das richtige gute Nachrichten, denn der problematische Makronährstoff (Kohlenhydrate) kann reduziert werden und durch andere gesunde Energielieferanten (Eiweiß und Fett) ersetzt werden. Zusammen mit einer mikronährstoffreichen aber energie- und damit kalorienarmen Nahrungsmittelauswahl, die aber reich an Ballaststoffen ist (dies gilt vor allem für Gemüse), lässt sich mit Eiweiß, Fett und weniger Kohlenhydraten so eine gesunde, vielseitige und genussvolle Ernährung zusammenstellen.

Die richtige Ernährung mithilfe der Check-Diabetes-Nahrungsmitteliste zusammenstellen

Um eine gesunde und sinnvolle Ernährung mithilfe der Nahrungsmittelliste in *Check Diabetes* zusammenzustellen, gibt es ein paar einfache Dinge zu beachten:

In der Liste finden Sie unter anderem Angaben zu **Glykämischer Last (GL), Glykämischen Index (GI) und Kohlenhydratgehalt (KH)**. Bei diesen drei Werten geht es um die Bewertung der Kohlenhydrate eines Nahrungsmittels, besonders im Hinblick auf ihre Blutzuckerwirkung und damit ihren Insulinbedarf. Diese und weitere Angaben der Liste sowie die Bewertbarkeit der Angaben werden im Folgenden erklärt.

Angaben zu **Ballaststoffen** sind ein Indikator für die gesunden und auch sättigenden Wirkungen des Nahrungsmittels, da, wie beschrieben, Ballaststoffe viele gesundheitsfördernde Wirkungen (zum Beispiel auf die Verdauung und Darmgesundheit) haben.

Mithilfe der Angabe zu **Kilokalorien (kcal)** können Sie einschätzen, wie kalorienhaltig das Nahrungsmittel ist, vor allem wenn Sie sich mit Blick auf Ihre Kalorienbilanz ernähren.

Hinweise zu **Eiweiß** sind vor allem unter zwei Gesichtspunkten interessant: Eiweißhaltige Nahrungsmittel sind, je höher der Eiweißgehalt, auch meist umso sättigender. Außerdem sind Eiweiße gesund und wichtig für den Muskelerhalt und -aufbau. Sie erkennen die besonders eiweißhaltigen Nahrungsmittel an dem Muskelemoji 💪 in der Liste.

Hinweise zu Fett sind vereinzelt angegeben, wenn es sich um ein Lebensmittel mit besonders hohem Omega-3-Fettsäuren-Gehalt handelt.

Kohlenhydratgehalt (KH)
Der Kohlenhydratgehalt ist vor allem für Menschen mit Diabetes wichtig, die Insulin spritzen oder sich über eine Pumpe zuführen. Er gibt Aufschluss darüber, wieviel Insulin für die Mahlzeit benötigt wird. Viele Menschen mit insulinpflichtigem Diabetes arbeiten in Absprache mit ihrem Arzt hierfür mit sogenannten »BE-« oder »KE-Faktoren«. Das heißt, je nachdem wie viele Broteinheiten (BE) bzw. Kohlenhydrateinheiten (KE) verzehrt werden, wird sich passend dazu Insulin zugeführt.

BE und KE haben dieselbe Funktion, die KEs haben die BEs wegen ihrer etwas einfacheren Ermittlung ergänzt, jedoch noch nicht ersetzt. Viele Menschen mit Diabetes rechnen weiterhin mit BEs. »Neudiabetiker« werden oft mithilfe der KEs eingestellt.

Berechnet werden beide Werte aus dem insulinrelevanten Kohlenhydratgehalt eines Nahrungsmittels wie folgt:

Eine KE entspricht 10 Gramm Kohlenhydraten → Kohlenhydratgehalt eines Nahrungsmittels in 100 Gramm geteilt (/) durch 100 geteilt (/) durch 10.

Je nachdem wie viel man nun von dem Nahrungsmittel essen möchte, multipliziert man den oben ermittelten Wert mit der Menge des zu verzehrenden Nahrungsmittel in Gramm.

Eine BE entspricht 12 Gramm Kohlenhydraten → Kohlenhydratgehalt eines Nahrungsmittels in 100 Gramm geteilt (/) durch 100 geteilt (/) durch 12.

Je nachdem wie viel man nun von dem Nahrungsmittel essen möchte, multipliziert man den oben ermittelten Wert mit der Menge des zu verzehrenden Nahrungsmittel in Gramm.

Beispiel: Nehmen wir an, 100 Gramm Nudeln haben 75 Gramm KH und man möchte 50 Gramm Nudeln essen, so ergeben sich daraus 3,75 KE.

Selbes Beispiel: 100 Gramm Nudeln haben 75 Gramm KH und man möchte 50 Gramm Nudeln essen, so ergeben sich daraus 3,125 BE.

Viele Menschen, die seit längerer Zeit ihren Blutzucker bei Kohlenhydrataufnahme mit zugeführtem Insulin regulieren, stellen jedoch solche Rechenschritte gar nicht mehr an. Die Information über die KH-Menge reicht vielen, um etwa abschätzen zu können, wieviel Insulin sie für welche Portion benötigen. Ebenso stellen sich viele, die die BE-Berechnung lernten, nicht auf KEs um. Wie man seine Injektionsmengen einschätzt, wird trotz solcher Regeln oft mit zunehmender Erfahrung immer individueller. So können sich die benötigten Insulinmengen pro BE, KE oder KH in Gramm je nach Tagesform ändern, was Betroffene mit zunehmender Erfahrung individuell abschätzen und miteinbeziehen lernen. Von sportlicher Aktivität, über Infektionen, bis hin zu Stress – viele Faktoren wirken auf den Blutzucker. Ein Arzt sagte passend dazu einmal: »Diabetes ist was für intelligente Menschen mit Gespür für sich selbst«, denn diese Erkrankung und der Umgang mit ihr sind in hohem Maße individuell, von vielen Faktoren abhängig und sehr gut durch die Betroffenen steuerbar, wenn alle beeinflussenden Aspekte in Einklang gebracht werden.

Daher lautet meine Empfehlung für alle »Insulinneulinge« – wenn Sie Typ 2 haben: Versuchen Sie, Insulininjektionen wieder loszuwerden, der eigene Körper stößt immer noch, wenn er richtig »funktioniert«, die passendsten Mengen Insulin aus. Wenn Sie Typ 1 haben, lernen Sie sich und ihrer Diabetesintution zu vertrauen. Es sind oft nicht fünf Gramm mehr oder weniger Nudeln, die entscheiden, sondern der individualisierte, auf sich selbst abgestimmte Umgang mit der Erkrankung, Insulin und den Blutzucker beeinflussenden Faktoren.

Daher ist es auch so empfehlenswert, nicht nur für Typ-2-Diabetiker, sondern auch für Typ-1-er, die zugeführten Insulinmengen relativ gering zu halten. Das Potenzial für Schwankungen ist weitaus geringer, wenn Sie nur mal ein, zwei Einheiten Bolus-Insulin anstatt acht oder zehn nachjustieren müssen beziehungsweise nur mal eine BE oder KE nachschieben müssen anstatt vier.

Zurück zur *Check-Diabetes*-Nahrumgsmittelliste: Wichtiger für die Einschätzung, ob ein Lebensmittel nun sinnvoll und gesund bei Diabetes ist, ist der KH-Gehalt generell, auch im Hinblick auf gängige Portionsgrößen – darum ist er auch ohne BE- oder KE-Werte angegeben. Ebenso relevant sind die genaueren Angaben zur Wirkungsart und Geschwindigkeit auf den Blutzucker, die durch GI und GL verdeutlicht werden.

Sind nämlich die Glykämische Last zusammengenommen mit dem Glykämischen Index eines Lebensmittels beide erhöht, dann ist für eine wie oben beschriebene gesunde und sinnvolle Ernährung bei (und gegen) Diabetes Vorsicht geboten.

Daher sind beide Werte in den Tabellen auch angegeben. Der GL kommt hierbei eine noch entscheidendere Bedeutung zu, da sie den GI miteinbezieht und darüber hinaus Aufschluss über den insgesamt benötigten Insulinumfang für das Nahrungmittel gibt.

Glykämischer Index (GI)

Der GI gibt darüber Aufschluss, wie schnell ein Nahrungsmittel erhöhend auf den Blutzucker wirkt. Ein hoher Wert eines Nahrungsmittels auf dem glykämischen Index bedeutet eine rasche Blutzuckerwirkung, ein niedriger eine langsame Wirkung (Glukose hat als Referenzwert den Maximalwert 100). Als grobe Orientierung eignet sich der GI zwar, jedoch müssen niedrig-glykämische Lebensmittel nicht auch immer gleich gesund oder besonders empfehlenswert sein. Ein hoher Fettgehalt im aufgenommenen Nahrungsmittel (zum Beispiel bei Schokolade oder einem mit Butter bestrichenen Weißbrot) verzögert zwar den Blutzuckeranstieg und reduziert damit den glykämischen Index, das Nahrungsmittel ist jedoch weiterhin hochkalorisch und hat einen hohen Anteil an Kohlenhydratkalorien und somit eine hohe glykämische Last (GL) – eine weitere wichtige Einheit bei der Betrachtung von Nahrungsmitteln – und sollte daher nicht regelmäßig in größeren Mengen gegessen werden, wenn man auf seine Gesundheit und sein Gewicht Wert legt. Der GI gibt außerdem keinen Aufschluss hinsichtlich gewöhnlicher Portionsgrößen. Das heißt, nehmen wir an, ein Gewürz, von dem man für ein ganzes Gericht nur eine Prise benötigt, hätte einen hohen GI, so müsste man im Hinblick auf den Blutzucker und Diabetes hier dennoch nicht besonders aufpassen, da die genutzte Menge einfach zu gering wäre, um ins Gewicht zu fallen.

Wenn der GI eines Nahrungsmittels nicht bekannt, aber vermutlich sehr gering ist, erkennen Sie dies an einem grünen Daumen nach oben in der Liste.

Glykämische Last (GL)
Der Wert der GL wird aus der Menge der Kohlenhydrate des aufgenommenen Nahrungsmittels ermittelt. Diesen multipliziert man mit dem GI des Nahrungsmittels. Es lohnt sich, insbesondere für Menschen mit Diabetes, aber auch für Menschen, die ihr Diabetes-Risiko minimieren wollen, im Hinterkopf zu behalten, dass nicht nur die Geschwindigkeit der Blutzuckerwirkung (GI), vor allem bei größeren Portionen, langsam sein, sondern auch die Blutzuckerwirkung insgesamt durch die Kohlenhydratmenge (GL) gering gehalten werden sollte. Dies gelingt durch die Kenntnis der GL eines Nahrungsmittels, da diese die aufgenommene Kohlenhydratmenge (individuelle Portionsgröße) und den GI miteinbezieht. Wenn die GL so gering ist, dass sie kaum ins Gewicht fällt oder unbekannt, aber wegen anderer bekannter Werte vermutlich sehr gering ist, erkennen Sie dies an einem grünen Daumen nach oben in der Liste. Hier handelt es sich um ein kaum oder gar nicht blutzuckerrelevantes Nahrungsmittel.

Bei einem Nahrungsmittel mit grünem Daumen bei der GL, das wenige Kalorien hat, können Sie im Hinblick auf seine Blutzucker- und Insulinwirkung sowie auf Ihre Kalorienbilanz ordentlich und ohne Restriktion zugreifen und sich satt essen.

Hat ein Nahrungsmittel bei bei der GL den grünen Daumen hoch, hat aber dafür einige Kalorien mehr und ist sehr eiweißhaltig, so können Sie zwar auch hier ordentlich zugreifen, sollten aber in diesem Fall, besonders, wenn Sie insulinpflichtig sind, die mehrere Stunden nach dem Essen einsetzende Blutzuckerwirkung sehr proteinreicher Speisen im Blick haben. Gegebenenfalls kann es hier zu geringfügigen Anpassungsnotwendigkeiten kommen.

Bei Daumen hoch bei der GL und einem hohen Kaloriengehalt allgemein sollten sie auch ihre Kalorienbilanz bedenken, wenn Sie Ihr Gewicht regulieren möchten.

Zwar hilft eine kohlenhydratreduzierte Ernährung bei der Gewichtsregulation und wir wissen, dass sowohl eiweiß- als auch fettbetonter gegessen werden kann und dies sogar gesund ist, aber ob, zugespitzt gesagt, ein Kilogramm Hackfleisch als Ersatz langfristig das richtige Mittel der Wahl ist, kann man daraus nicht schließen.

Ebenso sind die niedrigen Werte bei einigen Alkoholsorten natürlich kein Freifahrtsschein für hemmungsloses Trinken.

Einfache Tipps zum Umsetzen der Nahrungsmitteltabellen

Ein einfaches Beispiel zeigt, was eine sinnvolle Variation eines Abend- oder Mittagessens sein kann:

Klassische Portion: 200 Gramm Fisch, 300 Gramm Kartoffeln, 100 Gramm Gemüsebeilage

Machen Sie daraus einfach: 350 Gramm Fisch, 100 Gramm Kartoffeln, 300 Gramm Gemüsebeilage und Sie haben nicht nur mehr im Magen, und zwar nicht nur mehr Essen, das Sie zuvor gekaut haben (hier setzten übrigens auch schon Sättigungsprozesse ein), sondern Sie haben auch mehr Vitamine, Mineralien und Eiweiß und Fett im Körper – eine sinnvolle und gesunde Sache!

Gesund und sinnvoll ist eine Ernährung nur dann, wenn sie langfristig gangbar ist und der eigenen Essenslust entspricht. Daher gilt stets: Tasten Sie sich heran, finden Sie heraus, worauf Sie getrost verzichten können und worauf nicht und was Sie gegebenenfalls ersetzen können. In den Nahrungstabellen finden sich für Letzteres auch Angaben zu möglichen kohlenhydratarmen Ersatzlebensmitteln für die klassischen Kohlenhydratbomben wie Nudeln, Brot und Mehl sowie weitere Hinweise und Tipps zu einigen der dargestellten Lebensmitteln. Mögliche Alternativen sollte man einfach mal ausprobieren. Erfahrungsgemäß gibt es immer einige Produkte, die man ohne Verlust- und Verzichtsgefühl ersetzen kann. Und die, die man einfach ab und an nicht ersetzen möchte, kann man erstens in der Menge verringern oder eben zweitens, wenn man an anderem Ende Kohlenhydrate gespart hat, weiterhin essen.

Einer der wichtigsten Tricks, unseren Appetit auf Kohlenhydratbomben abzumildern, ist es, sich erstmal zu sättigen. Starten Sie Ihr Abendessen erstmal mit einem großen Glas Wasser und essen Sie zum Beispiel einen Salat oder eine Suppe vorweg. Wenn Sie reichlich Gemüse (beispielsweise mit Olivenöl) und Eiweiß (zum Beispiel in Form von Fisch, Fleisch, Tofu oder Geflügel) auf dem Teller haben, genügt auch eine Kartoffel oder nur ein kleiner Löffel Reis. Weder Nudeln noch Reis haben einen starken Eigengeschmack, sie sind einfach durch Produkte mit weniger Kohlenhydratkalorien zu ersetzen.

Die vorgestellten Tipps sind nur Möglichkeiten, machen Sie sich darauf gefasst, dass es immer auch Dinge gibt, die Sie nicht ändern können und wollen. Das ist aber nicht schlimm, denn die Möglichkeiten sind umfangreich und gesundheitsfördernd ist es ebenso, wenn man nur einen Teil von ihnen ergreift.

Mithilfe der *Check-Diabetes*-Liste können Sie neben der vorgeschlagenen Top-50 auch Ihre eigenen Top-Lebensmittel bei Diabetes küren, davon gibt es nämlich hinsichtlich ihres Gesundheitswertes und Wirkung auf den Blutzucker weitaus mehr als nur 50! Grüne Daumen hoch und wenige Kalorien machen fast jedes Lebensmittel, je nach individuellem Geschmack, zu einem Top-Lebensmittel bei (und gegen) Diabetes.

Generell gilt – insbesondere wenn bereits Medikamente eingenommen oder Insulin verabreicht wird – besprechen Sie Ernährungsumstellungen auch immer mit Ihrem Arzt, um gegebenenfalls gefährliche Blutzuckerentgleisungen nach unten zu vermeiden. *Check Diabetes* kann die ärztliche Meinung nicht ersetzen und keine Gewähr für die gegebenen Gesundheitsratschläge im Individualfall geben.

Die Nahrungsmitteltabellen richtig lesen und interpretieren
Je nach Lebensmitteltyp finden Sie Informationen zu GI, GL, KH, kcal für 100 Gramm des Lebensmittels sowie für gewöhnliche Portionsgrößen. Ein Wert, der rot dargestellt oder unterlegt ist, zeigt an, dass dieses Lebensmittel ungünstig ist für eine gesunde und sinnvolle Ernährung bei (und gegen) Diabetes, da es eine starke Wirkung auf den Blutzuckerspiegel hat. Gelb dargestellt oder unterlegte Werte zeigen an, dass zugehörige Lebensmittel eine niedrige bis mittlere Wirkung auf den Blutzuckerspiegel haben und deshalb nicht in rauen Mengen verzehrt werden sollten, möchte man seinen Blutzuckerhaushalt nicht zu stark nach oben jagen. Genauere Hinweise sind unter der jeweiligen Tabelle, falls angezeigt, vermerkt. Grün dargestellte oder unterlegte Werte zeigen an, dass nur eine geringe oder so gut wie keine Wirkung auf den Blutzucker besteht und dass hier, unter diesem Gesichtspunkt, ordentlich zugelangt werden kann. Durch die Betrachtung der Kalorienangabe können Sie diese Lebensmittel zusätzlich einschätzen. Ist diese ebenfalls niedrig, braucht man auch in diesem Hinblick keine Vorsicht walten lassen.

Von einigen Lebensmitteln sind GI- oder GL- Werte so gering oder nicht bekannt, aber wegen der anderen Nährwertangaben einschätzbar, dass

nur ein grüner Daumen hoch
oder ein gelber zur Seite

angegeben sind. Die farblichen Markierung der Daumen sind analog zu interpretieren wie die Farbmarkierungen der konkreten Zahlenwerte, grüner Daumen hoch – empfehlenswert, rot hingegen nicht.

Ab und an wird Ihnen auch ein Muskelemoji begegnen. Dieses weist auf einen hohen Eiweißgehalt des Nahrunsmittels hin. Besonders nach dem Muskeltraining und zum Muskelerhalt eignen sich solche an Eiweiß reichen Nahrungsmittel besonders gut – und sie machen richtig satt!

Wenn Ballaststoffe angegeben sind, sind auch hier rote •••, gelbe ••• und grüne Markierungen ••• in Form von Punkten zu sehen. Grün weist hier auf einen hohen, gelb auf einen mittleren und rot auf einen niedrigen Ballaststoffgehalt hin.

Quellen zur Erstellung der Tabelle sind der *LOGI GUIDE* von F. Mangiameli, Dr. N. Worm, A. Knauer, systemed; *EIWEISS GUIDE* von H. Lemberger, F. Mangiameli, Dr. N. Worm, systemed; www.naehrwertrechner.de; www.diaetrechner.de. Bei vielen Lebensmitteln handelt es sich um Durchschnittswerte. Je nach Hersteller kann es zu geringfügigen Schwankungen kommen, die jedoch, solange es sich um kein Fertigprodukt handelt, meist kaum bis gar nicht ins Gewicht fallen.

Brot und Brötchen

Lebensmittel	GI	KH in g pro 100 g	GL pro 100 g	Portionsgröße in g	KH in g pro Portion
Baguette	57	60	34	30	18
Knäckebrot, ballaststoffreich	59	60	35	10	6
Pumpernickel	50	40	20	40	16
Roggenbrot aus Sauerteig	48	40	19	50	20
Roggenvollkornbrot	57	37	21	50	18
Weißbrot	75	50	38	30	15
Weizenvollkornbrot	74	40	30	50	20
Eiweißbrot (Supermarkt, Durchschnittswert)	niedrig, genaue Menge unbekannt	7,5	niedrig, genaue Menge unbekannt	50	3,8

Ballaststoffe	GL pro Portion	kcal pro Portion	kcal pro 100 g		Diabetes-Tipp
•••	10	74	248		In Maßen essen, besser noch ersetzen
•••	4	36	357		In Maßen essen, besser noch ersetzen
•••	8	75	188		In Maßen essen, besser noch ersetzen
•••	10	k.A.	237		In Maßen essen
•••	10	94	188		In Maßen essen, besser noch ersetzen
•••	11	71	235		In Maßen essen, besser noch ersetzen
•••	15	106	212		In Maßen essen, besser noch ersetzen
•••	niedrig, genaue Menge unbekannt	132	264		Top-50-Lebensmittel, super Brotersatz

Reis (gegart)

Lebensmittel	GI	KH in g pro 100 g	GL pro 100 g	Portionsgröße in g	KH in g pro Portion
Basmatireis	57	25	14	180	46
Klebreis/Sushireis	88	19	17	180	34
Langkornreis	60	27	16	180	49
Naturreis, parboiled	64	24	15	180	43
Konjakreis				200	

Kalorienangaben können je nach Hersteller stark variieren!

Sonstige Getreide

Lebensmittel	GI	KH in g pro 100 g	GL pro 100 g	Portionsgröße in g	KH in g pro Portion
Bulgur (gegart)	48	17	8	180	31
Couscous (gegart)	65	23	15	250	58
Grießbrei	55	7	4	200	15
Haferkleie	55	50	28	20	10

Ballast-stoffe	GL pro Portion	kcal pro Portion	kcal pro 100 g	Diabetes-Tipp
•••	26	218	121	In Maßen essen, besser noch ersetzen
•••	30	167	93	In Maßen essen, besser noch ersetzen
•••	29	187	104	In Maßen essen, besser noch ersetzen
•••	28	221	123	In Maßen essen, besser noch ersetzen
•••		>20	>10	Top-50-Lebensmittel, super Reisersatz

Ballast-stoffe	GL pro Portion	kcal pro Portion	kcal pro 100 g
•••	15	218	121
•••	38	305	122
•••	8	214	107
•••	6	67	337

Frühstücksflocken und Müsli

Lebensmittel	GI	KH in g pro 100 g	GL pro 100 g	Portions-größe in g	KH in g pro Portion
Cornflakes	81	83	67	30	25
Müslimischung (im Durchschnitt)	51	57	29	50	28
Weizenkleie mit Vollmilch	27	5	1	250	12
Low Carb Prote-in-Müsli (Durch-schnittswert)	unbekannt, vermutlich niedrig	19,2		30	5,7

Nudeln (gegart)

Lebensmittel	GI	KH in g pro 100 g	GL pro 100 g	Portions-größe in g	KH in g pro Portion
Lasagne (Nudel-platten)	53	25	13	200	50
Spaghetti aus Hartweizengrieß (10–15 Minuten gekocht)	49	27	13	200	53
Vollkornspaghetti	42	22	9	200	44
Konjaknudeln				200	
Konjaklasagne-blätter				200	

* Gekochte Nudeln liefern je nach Sorte und Hersteller pro 100 Gramm etwa 140–160 Kilokalorien und pro 200 Gramm 280–320 kcal.

Ballast- stoffe	GL pro Portion	kcal pro Portion	kcal pro 100 g	
•••	20	113	378	
•••	14	176	351	
•••	3	185	74	
•••		116	385	

Ballast- stoffe	GL pro Portion	kcal pro Portion	kcal pro 100 g	Diabetes-Tipp
•••	27	*	*	In Maßen essen, besser noch ersetzen
•••	26	*	*	In Maßen essen, besser noch ersetzen
•••	18	*	*	In Maßen essen
•••		>20	>10	Top-50-Lebensmittel, super Nudelersatz
•••		>20	>10	Top-50-Lebensmittel, super Lasagneersatz

Kartoffeln und Kartoffelprodukte (zubereitet)

Lebensmittel	GI	KH in g pro 100 g	GL pro 100 g	Portionsgröße in g	KH in g pro Portion
Kartoffeln*	56–118	13 bis 17	10–15	200	27 bis 35
Pommes frites	63	20	13	200	40
Süßkartoffeln	70	21	15	200	43

* schwankt je nach Sorte und Garzeit

Als Karoffelersatz eignen sich viele leckere kohlenhydratarme Nahrungsmittel: Aus Kürbis oder Topaminambur kann man zum Beispiel leckere Pommes frites herstellen.

Mehl

Lebensmittel	GI	KH pro 100 g	GL pro 100 g	Ballaststoffe
Weizenmehl (Type 405)	85	71	63,75	•••
Vollkornweizenmehl		60		•••
Dinkelmehl		69		•••
Mandelmehl (teilentölt)		7		•••
Sonnenblumenmehl		11,3		•••
Leinsamenmehl (teilentölt)		6		•••

Portionsgrößen sind hier nicht angegeben, da es ganz darauf ankommt, wofür man das Mehl nutzt. Nimmt man es zum Beispiel zum Backen von Brot, Pizza oder Kuchen, kann man im Schnitt von einer Portionsgröße von etwa 80 Gramm ausgehen. Nimmt man es nur zum Binden von Soßen, fällt die Menge natürlich weitaus geringer aus.

Ballast-stoffe	GL pro Portion	kcal pro Portion	kcal pro 100 g	Diabetes-Tipp
•••	20 bis 32	138	69	In Maßen essen, besser noch ersetzen
•••	25	306	153	In Maßen essen, besser noch ersetzen
•••	30	222	111	In Maßen essen, besser noch ersetzen

kcal pro 100 g	Diabetes-Tipp
340	
310	
342	
380	Top-50-Lebensmittel zum kohlenhydratarmen Backen
388	Top-50-Lebensmittel zum kohlenhydratarmen Backen
330	Top-50-Lebensmittel zum kohlenhydratarmen Backen

Bis auf beim Weizenmehl sind GI und GL nicht bekannt. Angesichts der Kohlenhydrat- und Ballaststoffmenge können jedoch Rückschlüsse gezogen werden, die durch die Markierungen verdeutlicht werden.

Gemüse

Lebensmittel	GI	KH in g pro 100 g	GL pro 100 g	Portions-größe in g	KH in g pro Portion
Artischocken	👍	3	👍	150	4
Auberginen	👍	2	👍	250	6
Bleichsellerie	👍	2	👍	150	3
Blumenkohl	👍	3	👍	150	4
Broccoli	👍	3	👍	150	4
Chicorée (frisch)	👍	2	👍	50	1
Chinakohl	👍	1	👍	150	2
Erbsen, grün	53	9	5	150	13
Fenchel	👍	3	👍	150	4
Grünkohl	👍	3	👍	150	4
Karotten (frisch)	37	8	3	150	11
Karotten (geschält und gegart)	41	6	2	150	9
Knoblauch	👉	28	👍	2	1
Knollensellerie	👍	2	👍	150	3
Kohlrabi	👍	4	👍	150	6

Ballaststoffe pro Portion	GL pro Portion	kcal pro Portion	kcal pro 100 g	Diabetes-Tipp
•••	👍	30	20	Top-50-Lebensmittel
•••	👍	43	17	Top-50-Lebensmittel
•••	👍	26	17	
•••	👍	27	18	Eine klassische Zutat für einen leckeren Low-Carb-Pizzaboden
•••	👍	35	23	Top-50-Lebensmittel: leckere und gesunde Zutat für einen Low-Carb-Pizzaboden
•••	👍	9	17	
•••	👍	18	12	
•••	7	126	84	
•••	👍	33	22	
•••	👍	42	28	
•••	4	39	26	
•••	4	32	21	Top-50-Lebensmittel: leckere Ergänzung für einen Low-Carb-Pizzaboden
•••	👍	2	124	Gesunde Zutat, die der gesunden Diabetesküche ordentlich Geschmack verleiht
•••	👍	23	15	
•••	👍	30	20	

Lebensmittel	GI	KH in g pro 100 g	GL pro 100 g	Portionsgröße in g	KH in g pro Portion
Kohlrüben	72	7	5	150	10
Küchenkräuter (frisch)	👍	8	👍	1	0
Kürbis	64	11	7	150	17
Mais (Zuckermais)	52	21	11	150	32
Mangold	👍	3	👍	150	4
Maniok (Cassave)	94	32	30	200	63
Paprika (frisch)	👍	3	👍	150	4
Pastinaken	52	10	5	150	15
Pilze (im Durchschnitt)	👍	1	👍	100	1
Porree (Lauch)	👍	3	👍	150	5
Portulak (frisch)	👍	4	👍	150	6
Radieschen (frisch)	👍	2	👍	100	2
Rettich	👍	2	👍	150	3
Rosenkohl	👍	3	👍	150	5
Rote Bete	64	9	6	150	13
Rote Bete (Konserve)	64	6	4	150	8
Rotkohl	👍	4	👍	150	6
Salat (frisch)	👍	<1	👍	100	<1

Ballaststoffe pro Portion	GL pro Portion	kcal pro Portion	kcal pro 100 g	Diabetes-Tipp
•••	7	33	22	
•••	👍	1	52	Geben der gesunden Diabetes-Küche den richtigen Geschmack
•••	11	41	27	Top-50-Lebensmittel: leckerer Kartoffelersatz für Pommes frites
•••	17	134	89	
•••	👍	39	26	
•••	59	274	137	
•••	👍	30	20	Top-50-Lebensmittel mit hohem Vitamingehalt; vor allem die roten stärken das Immunsystem
•••	8	26	17	
•••	👍	15	15	
•••	👍	35	23	
•••	👍	41	27	
•••	👍	15	15	
•••	👍	18	12	
•••	👍	42	28	
•••	8	48	32	
•••	5	51	34	
•••	👍	27	18	
•••	👍	12	12	Top-50-Lebensmittel

Lebensmittel	GI	KH in g pro 100 g	GL pro 100 g	Portionsgröße in g	KH in g pro Portion
Salatgurke (frisch)	👍	2	👍	150	3
Sauerkraut	👍	1	👍	150	1
Schwarzwurzeln	👍	2	👍	150	3
Spargel	👍	2	👍	150	3
Spinat	👍	<1	👍	150	1
Süßkartoffeln	70	21	15	150	32
Tomaten (frisch)	👍	3	👍	150	4
Topinambur	👍	4	👍	200	8
Weiße Rüben	👍	5	👍	150	7
Weißkohl	👍	4	👍	150	6
Wirsing	👍	2	👍	150	3
Zucchini	👍	2	👍	150	3
Zwiebeln	👍	5	👍	30	2

Soweit nicht anders in der Lebensmittelbezeichnung gekennzeichnet, bezieht sich die Kalorienangabe auf das Lebensmittel im gegarten Zustand.
Quelle: Bundeslebensmittelschlüssel

👍 Alle Lebensmittel, die in der GI-Bewertung dieses Symbol enthalten, sind auf den GI nicht getestet worden. Aufgrund des geringen Kohlenhydratgehaltes dieser Gemüsesorten liegt die Vermutung nahe, dass ihr GI und ihre GL im niedrigen Bereich liegen. Experiment: Selbst wenn man diesen Lebensmitteln einen GI von 100 zuordnen würde, liegt die GL immer im niedrigen Bereich.

Ballaststoffe pro Portion	GL pro Portion	kcal pro Portion	kcal pro 100 g	Diabetes-Tipp
•••	👍	18	12	
•••	👍	26	17	Top-50-Lebensmittel
•••	👍	23	15	
•••	👍	24	16	
•••	👍	29	19	Top-50-Lebensmittel
•••	22	167	111	
•••	👍	26	17	Top-50-Lebensmittel
•••	👍	62	31	Top-50-Lebensmittel: eine klassische Zutat für einen leckeren Low-Carb-Pizzaboden
•••	👍	32	21	
•••	👍	30	20	
•••	👍	33	22	
•••	👍	29	19	Top-50-Lebensmittel: Zucchininudeln eignen sich wunderbar als gesunder Nudelersatz
•••	👍	7	24	

Alle Lebensmittel, die in der GI-Bewertung dieses Symbol enthalten, sind auf den GI nicht getestet worden. Sie enthalten jedoch einige Kohlenhydrate. Doch selbst wenn ihnen ein GI von 100 zugeordnet werden würde, läge die GL je nach Portionsgröße im niedrigen Bereich. Es ist sehr unwahrscheinlich, dass der GI im hohen Bereich liegt.

Obst und Früchte

Lebensmittel	GI	KH in g pro 100 g	GL pro 100 g	Portionsgröße in g	KH in g pro Portion
Avocado	👍	<1	👍	225	1
Ananas	66	8	5	125	10
Apfel	39	13	5	125	17
Aprikose	34	8	3	125	9
Banane	60	20	12	125	25
Birne	38	9	3	125	11
Brombeeren	👍	3	👍	125	3
Erdbeeren	40	3	1	125	3
Feige (getrocknet)	61	43	26	60	26
Granatapfel	👉	17	👉	125	21
Grapefruit	25	9	2	250	23
Heidelbeeren	53	9	5	125	11
Himbeeren		5		125	6
Honigmelone	68	5	3	125	6
Johannisbeeren	👍	7	👍	125	9
Kaki	👉	16	👉	125	20
Kirschen	63	12	8	125	15
Kiwi	58	10	6	45	5
Mandarine	👍	10	👍	40	4

Ballast-stoffe pro Portion	GL pro Portion	kcal pro Portion	kcal pro 100 g	Diabetes-Tipp
•••		488	217	Top-50-Lebensmittel
•••	7	74	59	
•••	7	65	52	
•••	3	53	42	
•••	15	119	95	
•••	4	65	52	
•••		38	30	Top-50-Lebensmittel
•••	1	40	32	
•••	16	170	284	
•••		98	78	
•••	6	125	50	
•••	6	53	42	
•••		43	34	Top-50-Lebensmittel
•••	4	33	26	
•••		54	43	
•••		89	71	
•••	9	79	63	
•••	3	27	61	
•••		20	50	Top-50-Lebensmittel

Lebensmittel	GI	KH in g pro 100 g	GL pro 100 g	Portions-größe in g	KH in g pro Portion
Mango	51	13	7	125	16
Nektarine	43	8	👍	115	9
Oliven, grün	👍	3	👍	20	<1
Oliven, schwarz	👍	5	👍	20	<1
Orange (Apfelsine)	37	9	3	150	14
Papaya	56	7	4	125	8
Passionsfrucht (Maracuja)	👍	13	👍	125	17
Pfirsich	42	9	4	115	11
Pflaumen	39	10	4	125	13
Preiselbeeren	👍	7	👍	125	9
Rhabarber	👍	1	👍	150	2
Rosinen	64	73	47	60	44
Stachelbeeren	👍	9	👍	125	11
Wassermelone	76	5	4	125	6
Weintrauben, dunkel	59	15	9	125	19
Weintrauben, hell	46	15	7	125	19
Zitrone	👍	8	👍	60	5

👍 Alle Lebensmittel, die in der GI-Bewertung dieses Symbol enthalten, enthalten so wenig Kohlenhydrate, dass ihr GI mit den Standardmethoden nicht ermittelt werden kann. Ihr GI und ihre GL liegen vermutlich im niedrigen Bereich. Experiment: Selbst wenn man diesen Lebensmitteln einen GI von 100 zuordnen würde, liegt die GL immer im niedrigen Bereich.

Ballaststoffe pro Portion	GL pro Portion	kcal pro Portion	kcal pro 100 g	Diabetes-Tipp
	8	75	60	
		66	57	Top-50-Lebensmittel
		26	130	
		69	345	
	5	71	47	
	4	16	13	
		100	80	Top-50-Lebensmittel
	5	47	41	
	5	59	47	
		49	39	
		20	13	Top-50-Lebensmittel
	28	179	298	
		55	44	
	5	48	38	
	11	71	57	
	9	89	71	
		34	56	

Alle Lebensmittel, die in der GI-Bewertung dieses Symbol enthalten, enthalten einen höheren Anteil an Kohlenhydraten. Es ist sehr unwahrscheinlich, dass der GI im hohen Bereich liegt. Doch selbst wenn ihnen ein GI von 100 zugeordnet werden würde, läge die GL je nach Portionsgröße im mittleren Bereich.

Milch und Milchprodukte

Lebensmittel	GI	KH pro 100 g oder ml	GL pro 100 g oder ml	Portionsgröße in g oder ml
Buttermilch, natur[1]	👍	4	👍	150
Crème fraîche[1]	👍	3	👍	25
Dickmilch, vollfett[1]	👍	4	👍	150
Dickmilch, entrahmt[1]	👍	4	👍	150
Joghurt, natur	19	7	1	150
Joghurt, griechische Art	12	4	0	150
Kaffesahne (10 % Fett), ungezuckert[1]	👍	4	👍	5
Kefir (vollfett)[1]	👍	4	👍	150
Milch entrahmt	31	6	2	150
Milch, teilentrahmt	30	5	2	150
Milch, vollfett	31	5	2	150
Molke, natur[1]	👍	5	👍	150
Saure Sahne (10 % Fett)[1]	👍	3	👍	25
Schlagsahne (30 % Fett)[1]	👍	3	👍	25
Schmand (20 % Fett)[1]	👍	4	👍	25

KH in g pro Portion	GL pro Portion	kcal pro Portion	kcal pro 100 g oder ml	
6	👍	54	36	💪
1	👍	74	297	💪
6	👍	96	64	💪
6	👍	51	34	💪
11	2	99	66	💪
6	1	183	122	💪
0	👍	25	491	💪
6	👍	99	66	💪
8	2	54	36	💪
8	2	74	49	💪
7	2	96	64	💪
7	👍	38	25	
1	👍	29	117	
1	👍	72	288	
1	👍	51	205	

Lebensmittel	GI	KH pro 100 g oder ml	GL pro 100 g oder ml	Portionsgröße in g oder ml
Milchersatzprodukte				
Kokosmilch[1]	👍	5	👍	60
Sojadrink	44	7	3	150

[1] Für diese Milchproukte liegen keine gemessenen GI-Werte vor. Ihr Kohlenhydratanteil ist jedoch so gering, dass ihr GI und ihre GL sehr wahrscheinlich im niedrigen Bereich liegen. Ausnahmen bilden gezuckerte Milchprodukte, hier können GI und GL höher sein.

Hülsenfrüchte

Lebensmittel	GI	KH in g pro 100 g	GL pro 100 g	Portionsgröße in g	KH in g pro Portion
Bohnen (gegart)	37	20	7	150	30
Kichererbsen (gegart)	23	20	5	150	30
Linsen, grün (gegart)	37	9	3	150	14
Mungobohnen (gegart)	31	11	3	150	17
Produkte aus Hülsenfrüchten					
Sojasprossen*	👍	<1	👍	100	<1
Tofu*	👍	<1	👍	150	<1

* Für diese Lebensmittel liegen keine gemessenen GI-Werte vor. Aufgrund ihres niedrigen Anteils an Kohlenhydraten liegen der GI und die GL vermutlich im niedrigen Bereich (wie bei den Sojabohnen).

KH in g pro Portion	GL pro Portion	kcal pro Portion	kcal pro 100 g oder ml
3		14	24
10	4	228	152

Alle Lebensmittel, die in der GI-Bewertung dieses Symbol enthalten, sind auf den GI nicht getestet worden. Aufgrund ihres geringen Kohlenhydratgehaltes liegt die Vermutung nahe, dass ihr GI und ihre GL im niedrigen Bereich liegen.

Ballaststoffe pro Portion	GL pro Portion	kcal pro Portion	kcal pro 100 g
•••	11	80	53
•••	7	171	114
•••	5	119	79
•••	5	80	53
•••		46	46
•••		216	144

Käse und Eier

Lebensmittel	GI	Portions-größe in g	KH in g pro Portion	GL pro Portion
Eier				
Hühnerei	👍	60	<1	👍
Käse (Frischkäse, Kochkäse, Sauermilchkäse, Schmelzkäse)				
Frischkäse (57 Prozent Fett i. Tr.)	👍	30	1	👍
Feta (45 Prozent Fett i. Tr.)	👍	30	0	👍
Körniger Frischkäse (Hüttenkäse) (20 Prozent Fett i. Tr.)	👍	30	<1	👍
Mascarpone (80 % Fett i. Tr.)	👍	30	1	👍
Mozzarella (45 % Fett i. Tr)	👍	30	<1	👍
Mozarella light (18 % Fett i. Tr.)	👍	30	<1	👍
Ricotta (Molkenkäse) (45 % Fett i. Tr)	👍	30	<1	👍
Schmelzkäse (20 % Fett i. Tr.)	👍	30	<1	👍
Speisequark (40 % Fett i. Tr.)	👍	100	1	👍
Speisequark (20 % Fett i. Tr.)	👍	100	1	👍
Speisequark (<10 % Fett i. Tr.)	👍	100	3	👍
Hartkäse				
Bergkäse (45 % Fett i.Tr.)	👍	30	0	👍

kcal pro Portion	kcal pro 100 g		Diabetes-Tipp
89	149		Top-50-Lebensmittel: hat die höchste biologische Wertigkeit, ist lecker und vielseitig einsetzbar (vor allem in der kohlenhydratreduzierten Backküche)
60	200		
71	237		
29	95		Top-50-Lebensmittel
126	420		
74	245		
50	165		
49	164		
66	221		
143	143		
100	100		
75	75		
115	384		Top-50-Lebensmittel: lecker, geschmacksintensiv und macht satt

Lebensmittel	GI	Portions-größe in g	KH in g pro Portion	GL pro Portion
Cheddar (48 % Fett i. Tr.)	👍	30	0	👍
Emmentaler (45 % Fett i. Tr.)	👍	30	0	👍
Greyerzer (50 % Fett i. Tr.)	👍	30	0	👍
Parmesan (45 % Fett i. Tr.)	👍	30	0	👍
Schnittkäse				
Butterkäse (45 % Fett i. Tr.)	👍	30	0	👍
Edamer (45 % Fett i. Tr.)	👍	30	0	👍
Gorgonzola (50 % Fett i. Tr.)	👍	30	0	👍
Gouda (45 % Fett i. Tr.)	👍	30	0	👍
Gouda light (27 % Fett i. Tr.)	👍	30	0	👍
Weichkäse				
Brie (40 % Fett i. Tr.)	👍	30	0	👍
Brie (70 % Fett i. Tr.)	👍	30	0	👍
Camembert (40 % Fett i. Tr.)	👍	30	0	👍
Camembert (70 % Fett i. Tr.)	👍	30	0	👍
Limburger (45 % Fett i. Tr.)	👍	30	0	👍
Münster (45 % Fett i. Tr.)	👍	30	0	👍

Hinweis: Eier und Käse enthalten bei einer üblichen Portionsgröße 0 bis 2 Gramm Kohlenhydrate. Der GI und die GL können aufgrund des geringen Kohlenhydratanteils mit den Standardmessungen nicht bestimmt werden. Beide Werte liegen somit im niedrigen Bereich bzw. es gibt keinen GI und keine GL für kohlenhydratfreie Lebensmittel. Ausnahmen können zum Beispiel gezuckerte Quarkspeisen bilden.

kcal pro Portion	kcal pro 100 g		Diabetes-Tipp
121	402		
115	383		
122	406		
132	440		
90	299		
106	354		
107	356		
110	365		
77	256		
77	257		
122	408		
80	267		
122	408		
86	287		
88	293		

Diabetes-Tipp: Käse ist ein sehr eiweißreiches, sättigendes und so gut wie kohlenhydratfreies gesundes Nahrungsmittel. Wenn Sie zum Beispiel Ihr Gemüse mit Käse überbacken, werden Sie schnell merken, dass Sie kaum oder gar keine Sättigungsbeilagen mehr in Form von Kartoffeln, Nudeln oder Reis benötigen.

Fleisch und Wurst

Lebensmittel	GI	Portions-größe in g	KH pro Portion	GL pro Portion
Geflügel und Wild				
Ente (gegart)	👍	150	0	👍
Hähnchenschenkel mit Haut (gegart)	👍	150	0	👍
Hirsch (gegart)	👍	150	0	👍
Huhn, Brathuhn (gegart)	👍	150	0	👍
Huhn, Suppenhuhn (gegart)	👍	150	0	👍
Putenbrust (frisch)	👍	150	0	👍
Schwein, Rind, Kalb und Lamm				
Filet (gegart)	👍	125	0	👍
Gulasch (gegart)	👍	150	0	👍
Hackfleisch (gegart)	👍	150	0	👍
Steak (gegart)	👍	150	0	👍
Lammfleisch (gegart)	👍	150	0	👍
Kalbsfleisch (gegart)	👍	150	0	👍
Wurst- und Fleischwaren				
Bierschinken	👍	30	<1	👍
Bockwurst	👍	125	<1	👍
Bratwurst	👍	150	<1	👍
Cervelatwurst	👍	30	<1	👍

kcal pro Portion	kcal pro 100 g		Diabetes-Tipp
261	174	💪	
321	214	💪	Top-50-Lebensmittel
224	149	💪	
284	189	💪	
414	276	💪	
161	107	💪	
		💪	
151	121	💪	Top-50-Lebensmittel
273	182	💪	
371	247	💪	
254	169	💪	Top-50-Lebensmittel
225	150	💪	Top-50-Lebensmittel
239	159	💪	Top-50-Lebensmittel
		💪	
54	180		
370	296		
423	282		
111	369		

Lebensmittel	GI	Portionsgröße in g	KH pro Portion	GL pro Portion
Corned Beef	👍	30	<1	👍
Fleischkäse (Leberkäse)	👍	125	<1	👍
Fleischwurst	👍	125	<1	👍
Geflügelwurst	👍	30	<1	👍
Gelbwurst (Hirnwurst)	👍	30	<1	👍
Leberwurst	👍	30	<1	👍
Mettwurst	👍	30	<1	👍
Mortadella	👍	30	<1	👍
Münchner Weißwurst	👍	125	<1	👍
Salami	👍	30	<1	👍
Schinken (gekocht)	👍	30	<1	👍
Schinken (geräuchert)	👍	30	<1	👍
Speck	👍	30	<1	👍
Wiener Würstchen	👍	100	<1	👍

Hinweis: Fleisch und Wurst enthalten weniger als 1 Gramm Kohlenhydrate pro Portionsgröße. Der GI und die GL können aufgrund des geringen Kohlenhydratanteils nicht bestimmt werden. Beide Werte liegen somit im niedrigen Bereich, beziehungsweise es gibt keinen GI und keine GL für kohlenhydratfreie Lebensmittel

Anmerkung: Bei Wurstwaren kann der Anteil an Kohlenhydraten in Abhängigkeit von der Produktionsmethode und Qualität des Produktes von den in der Tabelle angegebenen Werten etwas abweichen.

kcal pro Portion	kcal pro 100 g		Diabetes-Tipp
42	141		
378	302		
354	283		
52	174		
86	285		
98	328		
93	311		
89	295		
338	270		
108	360		
53	175		Top-50-Lebensmittel
41	136		Top-50-Lebensmittel
239	796		
296	296		

Diabetes-Tipp: Geflügel, Fleisch und Wurst sind sehr eiweißreiche, sättigende und so gut wie kohlenhydratfreie Nahrungsmittel. Besonders mageres Fleisch und Geflügel weisen bei artgerechter Haltung oft ein sehr günstiges Fettsäurenverhältnis sowie eine hohe biologische Wertigkeit auf. Wenn diese im Verhältnis zu Sättigungsbeilagen wie Kartoffeln, Nudeln oder Reis einen größeren Anteil auf Ihrem Speisensteller gepaart mit mehr Gemüse ausmachen, werden Sie schnell merken, dass Sie kaum oder gar keine Sättigungsbeilagen mehr benötigen.

Fisch und Meeresfrüchte

Lebensmittel	GI	Portionsgröße in g	KH in g pro Portion	GL pro Portion
Seefisch				
Hering (gegart)	👍	150	0	👍
Kabeljau (gegart)	👍	150	0	👍
Makrele (gegart)	👍	150	0	👍
Rotbarsch (gegart)	👍	150	0	👍
Scholle (gegart)	👍	150	0	👍
Seelachs (geräuchert)	👍	150	0	👍
Seezunge (gegart)	👍	150	0	👍
Steinbutt (gegart)	👍	150	0	👍
Thunfisch (gegart)	👍	150	0	👍
Süßwasserfisch				
Aal (gegart)	👍	150	0	👍
Barsch (gegart)	👍	150	0	👍
Forelle (Bachforelle) (gegart)	👍	150	0	👍
Hecht (gegart)	👍	150	0	👍
Karpfen (gegart)	👍	150	0	👍
Lachs (Wildlachs) (geräuchert)	👍	150	0	👍

kcal pro Portion	kcal pro 100 g		
356	237		
135	90		
315	210		
188	125		
158	105		
144	96		
147	98		
147	98		
380	253		Top-50-Lebensmittel; enthält auch viele Omega-3-Fettsäuren
399	266		
140	93		
185	123		
140	93		
183	122		
248	165		Top-50-Lebensmittel; enthält auch viele Omega-3-Fettsäuren

Lebensmittel	GI	Portionsgröße in g	KH in g pro Portion	GL pro Portion
Zander (gegart)	👍	150	0	👍
Wels (gegart)	👍	150	0	👍
Schal- und Krustentiere				
Austern (gegart)	👍	100	4	👍
Garnelen (frisch)	👍	100	<1	👍
Hummer (gegart)	👍	100	<1	👍
Jakobsmuscheln (gegart)	👍	100	6	👍
Krabben (frisch)	👍	100	<1	👍
Krebs (Flusskrebs) (gegart)	👍	100	1	👍
Miesmuscheln (gegart)	👍	100	4	👍
Tintenfisch (gegart)	👍	100	4	👍

Hinweis: See- und Süßwasserfische enthalten weniger als 1 Gramm Kohlenhydrate pro Portionsgröße. Der GI und die GL können aufgrund des geringen Kohlenhydratanteils nicht bestimmt werden. Beide Werte liegen somit im niedrigen Bereich (beziehungsweise es gibt keinen GI und keine GL für kohlenhydratfreie Lebensmittel)

Schal- und Krustentiere enthalten pro Portionsgröße zwischen < 1 Gramm bis 6 Gramm. GI und GL liegen aufgrund des geringen Kohlenhydratgehalts vermutlich im niedrigen Bereich.

kcal pro Portion	kcal pro 100 g	
144	96	
242	161	
65	65	
102	102	Top-50-Lebensmittel
88	88	
77	77	
91	91	
92	92	
69	69	
95	95	

Diabetes-Tipp: Fisch und Meeresfrüchte sind sehr eiweißreiche, sättigende und so gut wie kohlenhydratfreie Nahrungsmittel und weisen oft ein sehr günstiges Fettsäurenverhältnis auf. Wenn Fisch und Meeresfrüchte im Verhältnis zu Sättigungsbeilagen wie Kartoffeln, Nudeln oder Reis einen größeren Anteil auf Ihrem Speisensteller gepaart mit mehr Gemüse ausmachen, werden Sie schnell merken, dass Sie kaum oder gar keine Sättigungsbeilagen mehr benötigen.

Nüsse und Samen

Lebensmittel	GI	KH in g pro 100 g	Portionsgröße in g	KH in g pro Portion	Ballaststoffe
Cashewnüsse	25	22	60	13	•••
Erdnüsse	7	8	100	8	•••
Haselnüsse	👍	11	60	6	•••
Edelkastanien, Maronen	👉	36	60	22	•••
Kokosnüsse	👍	5	50	2	•••
Kürbiskerne	👍	14	20	3	•••
Leinsamen	👍	0	20	0	•••
Mandeln, süß	👍	4	60	0	•••
Macadamianüsse	👍	4	60	0	•••
Paranüsse	👍	4	60	2	•••
Pecannüsse	👍	4	60	3	•••
Pinienkerne	👍	7	20	1	•••
Pistazienkerne	👍	12	60	7	•••
Sesam	👍	10	20	2	•••
Sonnenblumenkerne	👍	12	20	2	•••

GL pro Portion	kcal pro Portion	kcal pro 100 g	Diabetes-Tipp
3	341	568	
1	561	561	
	382	636	
	104	173	
	179	358	
	112	560	
	74	372	
	341	569	
	406	676	
	396	660	
	415	692	
	115	575	
	344	574	
	112	559	
	115	574	

Lebensmittel	GI	KH in g pro 100 g	Portionsgröße in g	KH in g pro Portion	Ballaststoffe
Walnüsse	👍	11	40	4	•••

Hinweis: Es liegen nur für Cashew- und Erdnüsse beziehungsweise Nussmischungen Werte zu GI und GL vor. Da alle anderen Nüsse und Samen eine ähnliche beziehungsweise meist sogar kohlenhydratärmere Zusammensetzung aufweisen wie Cashew- und Erdnüsse, deren Kohlenhydratgehalt bereits recht gering ist, ist davon auszugehen, dass ihr GI und die GL ebenfalls im niedrigen Bereich liegen. (Ausnahme: Edelkastanien)

Fette und Öle

Lebensmittel	GI	Portionsgröße in g	KH pro Portion
Pflanzliche Fette und Öle			
Distelöl	👍	12	0
Erdnussöl	👍	12	<1
Erdnussbutter	👍	20	2
Kokosfett	👍	20	0
Kürbiskernöl	👍	12	0
Leinöl	👍	12	0
Maiskeimöl	👍	12	0
Margarine, halbfett	👍	20	<1

GL pro Portion	kcal pro Portion	kcal pro 100 g	Diabetes-Tipp
	262	654	Top-50-Lebensmittel: lecker, gesund, fallen hinsichtlich des Blutzuckers kaum ins Gewicht und sind dabei eiweißhaltig und haben viele Omega-3-Fettsäuren

GL pro Portion	kcal pro Portion	kcal pro 100 g	
	106	883	
	106	883	
	120	600	
	176	880	
	106	883	
	106	883	Enthält viele Omega-3-Fettsäuren
	106	883	
	72	360	

Lebensmittel	GI	Portionsgröße in g	KH pro Portion
Margarine, Diät	👍	20	<1
Mayonnaise	👍	25	<1
Olivenöl	👍	12	<1
Palmöl	👍	12	0
Rapsöl	👍	12	0
Sesamöl	👍	12	0
Sojaöl	👍	12	0
Sonnenblumenöl	👍	12	0
Traubenkernöl	👍	12	0
Walnussöl	👍	12	0
Weizenkeimöl	👍	12	0
Tierische Fette			
Butter	👍	20	<1
Butterschmalz	👍	10	0
Gänseschmalz	👍	10	0
Schweineschmalz	👍	15	0

Fette und Öle enthalten weniger als 1 Gramm Kohlenhydrate pro Portionsgröße. Der GI und die GL können aufgrund des geringen Kohlenhydratanteils nicht bestimmt werden. Beide Werte liegen somit im niedrigen Bereich (beziehungsweise es gibt keinen GI und keine GL für kohlenhydratfreie Lebensmittel).

GL pro Portion	kcal pro Portion	kcal pro 100 g	
👍	110	550	
👍	186	744	
👍	106	883	
👍	105	875	
👍	105	875	Enthält viele Omega-3-Fettsäuren
👍	106	883	
👍	105	875	
👍	106	883	
👍	106	883	
👍	106	883	Enthält viele Omega-3-Fettsäuren
👍	106	883	
👍	148	740	
👍	88	880	
👍	88	880	
👍	132	880	

Gesundheits-Tipp: Vor allem von Olivenöl und weiteren pflanzlichen Ölen ist die gesundheitsfördernde Wirkung bewiesen. Bis auf Kokos- und Palmöl sind Pflanzenöle für gewöhnlich sehr reich an mehrfach ungesättigten Fettsäuren. Lassen Sie sich daher ruhig von der mediterranen Küche beim Kochen inspirieren. Ihre an Olivenöl reiche Zubereitung hat viele Gesundheitsvorteile.

Alkoholfreie Getränke

Lebensmittel	GI	KH in g pro 100 ml	GL pro 100 ml	Portionsgröße in ml
Ananassaft, ungezuckert	46	14	6	200
Apfelsaft (klar), ungezuckert	44	12	5	200
Apfelsaft (naturtrüb), ungezuckert	37	11	4	200
Grapefruitsaft, ungezuckert	48	9	4	200
Orangensaft, ungezuckert	50	10	5	200
Multivitaminsaft	44	11	5	200
Gemüsesaft	43	4	2	200
Karottensaft, ungezuckert	43	9	4	200
Tomatensaft, ungezuckert	31	3	1	200
Colagetränk	58	10	6	500
Orangenlimonade	68	14	10	500
Zitronenlimonade	54	11	6	500
Mineralwasser	👍	<1	👍	200
ungesüßter Tee	👍	<2	👍	200

Diabetes-Tipp: Am besten fahren Sie mit Mineralwasser und Tee. Das klingt zwar aufs erste Hören hin langweilig, muss es aber nicht sein! Man kann zum Beispiel lecker erfrischend sprudelndes Mineralwasser mit ein paar Spritzern Limette, Zitrone, Orange oder auch mit Ingwer oder Minzblättern geschmacklich gesund aufpeppen. Die natürliche und kalorienfreie Süße von Stevia macht darüber hinaus Ihren Tee süß. Hier gibt es mittlerweile eine große Auswahl – vor allem auch an leckeren Früchtetees, die einer Limonade in nichts nachstehen.

KH pro Portion	GL pro Portion	kcal pro Portion	kcal pro 100 ml	Diabetes-Tipp
27	12	118	59	
24	11	98	49	
22	8	98	49	
18	9	96	48	
19	10	90	45	
22	10	108	54	
7	3	34	17	
18	8	44	22	
6	2	30	15	
52	30	210	42	
68	46	195	39	
54	29	185	37	
<1				Top-50-Lebensmittel
<2				Top-50-Lebensmittel

Manchmal muss man gar nicht mit Stevia nachsüßen, probieren Sie es aus. Und sollte es doch mal eine Limo sein, so ist das Angebot an zuckerfreien Produkten mittlerweile sehr umfangreich. Wen der Süßstoffgeschmack nicht stört, kann auf diese zurückgreifen. Aber Achtung, die starke und oft künstliche Süße verfälscht den Geschmack und steht darüber hinaus im Verdacht, appetitfördernd zu sein, daher der klare Tipp: Versuchen Sie, Ihr zuckerfreies Getränk mit so natürlichen Zutaten wie möglich zu gestalten.

Alkoholische Getränke

Lebensmittel	**GI**	**KH in g pro 100 ml**	**GL pro 100 ml**	**Portionsgröße in ml**
Bier (helles Pils)[(1)(2)]	0	3	0	330
Rotwein, trocken	0	<3	0	130
Sherry	0	1	0	50
Weinbrand, trocken	0	<1	0	20
Weißwein, trocken	0	<1	0	130

Hinweis: Diese alkoholischen Getränke enthalten so wenige Kohlenhydrate, dass ihr GI mit den Standartmessmethoden nicht gemessen werden kann. Er wird mit 0 angegeben (Brand-Miller, Burani, Foster-Powell, Holt, 2003).

(1) Eine Flasche Bier (330 ml) enthält etwa 10 Gramm Kohlenhydrate. Die gleiche Menge Colagetränk enthält etwa die dreifache Menge Kohlenhydrate: 34 Gramm. In geringen Mengen hat Bier nur wenig Einfluss auf den Blutzucker.

(2) In einigen Literaturstellen wird der GI von Bier mit 110 angegeben. Dieser Wert ist auf Basis des Maltosegehalts von Bier errechnet. Maltose (ein Zucker) ist jedoch, je nach Biersorte, zum größten Teil durch die Hefen vergoren. Ein GI wurde aufgrund des niedrigen Kohlenhydratgehalts daher nicht bestimmt.

Fertigprodukte

Lebensmittel	**GI**	**KH in g pro 100 g**	**GL pro 100 g**	**Portionsgröße in g**
Fisch				
Fischstäbchen	38	19	7	150
Sushi	52	37	19	100

KH pro Portion	GL pro Portion	kcal pro Portion	kcal pro 100 ml
10	0	139	42
3	0	101	78
<1	0	59	117
<1	0	47	237
<1	0	94	72

Diabetes-Tipp: Alkohol ist auch für Menschen mit Diabetes nicht verboten, es gibt aber Wirkungen physiologischer Vorgänge, die man beim Alkoholgenuss als Mensch, vor allem mit insulinpflichtigem Diabetes bedenken sollte: Durch die Verstoffwechslungsvorgänge von Alkohol in der Leber nimmt Alkohol besonderen Einfluss auf den Blutzucker. Zunächst wirkt der individuelle Kohlenhydratgehalt zwar, je nach Alkoholsorte, blutzuckererhöhend, jedoch kann es später vermehrt zu Unterzuckerungen kommen. Insbesondere wenn Alkohol über die Maßen konsumiert wurde, kann so etwas richtig gefährlich werden, da man im Rausch Unterzuckerungen womöglich schlechter bemerkt. Daher ist eine engmaschigere Blutzuckerkontrolle erforderlich und von übermäßigem Trinken sollte optimalerweise abgesehen werden. Eine günstige GL-Angabe gilt nicht als Freifahrtsschein, da Alkohol, vor allem im Übermaß, eine Reihe bekannter Gesundheitsrisiken birgt.

KH pro Portion	GL pro Portion	kcal pro Portion	kcal pro 100 g	Diabetes-Tipp
29	11	296	197	
37	19	152	152	Selber in einer Low-Carb-Variante zubereiten (s. u.). So wird Sushi auch zum Top-50-Lebensmittel

Lebensmittel	GI	KH in g pro 100 g	GL pro 100 g	Portionsgröße in g
Fleischgerichte				
Chicken Nuggets (TK)	46	16	7	100
Hamburger	66	26	17	106
Teigwaren und Kartoffeln				
Pizza mit Käse	60	27	16	250
Ravioli aus Hartweizengrieß, mit Fleisch gefüllt	39	21	8	200
Spaghetti Bolognese	52	13	7	200

Diabetes-Tipps: 1. In Fertigprodukten sind leider meist eine Vielzahl überflüssiger Zusätze enthalten. Von Zuckerzugaben in herzhaften Soßen, über zu hohen Salzgehalt, bis hin zu Aromen und Geschmacksverstärkern. Wer gesund essen will, kocht daher am besten selbst. Wenn es doch mal ganz schnell gehen soll oder das Fast-Food-Restaurant lockt, sind mittlerweile auf sämtlichen Verpackungen sowie in vielen Fast-Food-Restaurants Nährwertlisten verfügbar. Hier kann man die für den Diabetes relevanten Informationen hinsichtlich der Kohlenhydrate schnell ablesen. Fast-Food-Tipp: Burger bestehen oft aus wenig Fleisch und viel süßem labberigen Brötchen. Versuchen Sie einfach eine Brötchenscheibe wegzulassen und schon haben Sie zumindest ein paar Kohlenhydrate, die nach nichts schmecken, gespart. Chicken Wings sind häufig in Fast-Food-Restaurants vertreten – wenn man keine Unmengen gesüßter Barbecuesoße dazu gibt, eine gute kohlenhydratarme Fast-Food-Alternative zum Burger mit Pommes.

Süßes und Snacks

Lebensmittel	GI	KH in g pro 100 g	GL pro 100 g	Portionsgröße in g
Snacks und Knabbereien				
Kartoffelchips	56	42	24	50
Mais-Chips (Nachos)	57	50	29	50
Popcorn	65	55	36	50

KH pro Portion	GL pro Portion	kcal pro Portion	kcal pro 100 g	Diabetes-Tipp
16	7	234	234	
28	18	255	241	
68	41	665	266	
42	16	434	217	
27	14	270	135	

2. Low-Carb-Sushi: Sie lieben Sushi? Gut, ich auch! Aber brauchen Sie den ganzen Reis? Je günstiger das Sushi, desto mehr Reis und weniger Gemüse oder Fisch verstecken sich in der Rolle. Wenn Sie also einmal selbst Sushi machen möchten, ohne ihr Kohlenhydratkonto stark zu belasten, geht das ganz einfach mit ein paar Alternativen. So können Sie auf Ihr Noriblatt zum Beispiel Frischkäse und Avocado sowie ein paar Paprika-, Gurken- oder Möhrenstücke und ein paar Spritzer Reisessig geben. Das Ganze vegetarisch gerollt schmeckt schon sensationell mit Wasabi, Sojasoße und Ingwer. Richtig köstlich wird es für Fischfans mit Frischkäse, Avocado und Thunfisch, Lachs oder einem anderen Sushi geeigneten rohen Fisch.

KH pro Portion	GL pro Portion	kcal pro Portion	kcal pro 100 g	Diabetes-Tipp
21	12	268	536	In Maßen essen, besser noch ersetzen
25	14	238	476	In Maßen essen, besser noch ersetzen
28	18	184	368	In Maßen essen, besser noch ersetzen

Lebensmittel	GI	KH in g pro 100 g	GL pro 100 g	Portionsgröße in g
Schokolade und Naschereien				
M&M´s (Erdnuss)	33	57	19	30
Mars	65	67	44	60
Marshmallows	62	80	50	15
Milchschokolade	43	56	24	20
Müsliriegel Frucht	61	70	43	25
Nougat	32	40	13	20
Schokolade, dunkel	23	52	12	20
Schokolade, weiß	44	58	26	20
Snickers	51	58	30	60
Twix	44	65	29	60
Kuchen, Gebäck und Kekse				
Butterkeks	53	76	40	25
Croissant	67	46	31	70
Donut	75	40	30	60
Muffin, Blaubeere	50	52	26	60
Muffin, Schokolade	52	53	28	60
Pfannkuchen (Pancakes)	67	71	48	80
Reiscracker, Karamell	82	88	72	50

KH pro Portion	GL pro Portion	kcal pro Portion	kcal pro 100 g	Diabetes-Tipp
17	6	152	507	In Maßen essen, besser noch ersetzen
40	26	269	448	In Maßen essen, besser noch ersetzen
12	7	50	333	In Maßen essen, besser noch ersetzen
11	5	107	536	In Maßen essen, besser noch ersetzen
18	11	97	386	In Maßen essen, besser noch ersetzen
8	3	95	474	In Maßen essen, besser noch ersetzen
10	2	99	496	In Maßen essen, besser noch ersetzen
12	5	108	542	In Maßen essen, besser noch ersetzen
35	18	302	504	In Maßen essen, besser noch ersetzen
39	17	295	492	In Maßen essen, besser noch ersetzen
19	10	120	480	In Maßen essen, besser noch ersetzen
32	21	356	508	In Maßen essen, besser noch ersetzen
24	18	226	376	In Maßen essen, besser noch ersetzen
31	16	236	393	In Maßen essen, besser noch ersetzen
32	17	254	424	In Maßen essen, besser noch ersetzen
57	38	138	172	In Maßen essen, besser noch ersetzen
44	36	191	382	In Maßen essen, besser noch ersetzen

Lebensmittel	GI	KH in g pro 100 g	GL pro 100 g	Portionsgröße in g
Salzcracker	55	68	37	25
Sandkuchen/Rührkuchen	54	53	29	70
Schokoladenkekse (Prinzenrolle)	52	67	35	45
Schokoladenkuchen (Backmischung)	38	47	18	70
Waffeln	76	37	28	50
Brotaufstriche, Konfitüre und Marmelade				
Aprikosenmarmelade	51	50	26	25
Erdbeermarmelade	49	63	31	25
Nutella	29	60	17	25
Orangenmarmelade	43	60	26	25
Zum Süßen				
Agavendicksaft	13	80	10	20
Ahornsirup	54	72	39	20
Fruchtzucker	15	100	15	5
Glukosesirup, hell	63	84	53	20
Haushaltszucker	65	100	65	5
Honig	61	76	46	20
Malzzucker (Maltose)	105	100	105	5

KH pro Portion	GL pro Portion	kcal pro Portion	kcal pro 100 g	Diabetes-Tipp
17	9	109	437	In Maßen essen, besser noch ersetzen
37	20	308	440	In Maßen essen, besser noch ersetzen
30	16	221	491	In Maßen essen, besser noch ersetzen
33	13	288	412	In Maßen essen, besser noch ersetzen
19	14	277	554	In Maßen essen, besser noch ersetzen
13	7	60	241	In Maßen essen, besser noch ersetzen
16	8	61	243	In Maßen essen, besser noch ersetzen
15	4	133	533	In Maßen essen, besser noch ersetzen
15	6	61	245	In Maßen essen, besser noch ersetzen
16	2	57	287	In Maßen essen, besser noch ersetzen
14	8	53	266	In Maßen essen, besser noch ersetzen
5	1	20	405	In Maßen essen, besser noch ersetzen
17	11	64	322	In Maßen essen, besser noch ersetzen
5	3	20	405	In Maßen essen, besser noch ersetzen
15	9	61	306	In Maßen essen, besser noch ersetzen
5	5	20	405	In Maßen essen, besser noch ersetzen

Lebensmittel	GI	KH in g pro 100 g	GL pro 100 g	Portionsgröße in g
Milchzucker (Laktose)	47	100	47	5
Traubenzucker (Glukose)	103	100	103	5
Erythrit	👍	99 (aber nicht insulinrevelant)	👍	5
Stevia	👍	<1	👍	<1

Diabetes-Tipps: Beim Anblick der »Süßes und Snacks-Tabelle« entsteht zu Recht der Eindruck »hier ist ja alles ungünstig, wenn ich mich gesund und sinnvoll im Hinblick auf Diabetes ernähren möchte.«

Während diese Tabelle zeigt, was Sie besser nur in Maßen oder als Ausnahme snacken sollten, gibt es aber auch richtig gute Nachrichten:

Die Vielzahl kalorienarmer und blutzuckerirrelevanten Zuckerersatzstoffe gepaart mit weiteren Low-Carb-Zutaten ermöglichen eine richtig leckere Dessert-, Kuchen-, Keks- und Schokoladenküche (siehe auch Seite 139), ohne den Blutzucker besonders zu beeinflussen.

Zum einen gibt es mittlerweile immer häufiger Low-Carb-Süßigkeiten zu kaufen und zum anderen kann man auch selbst »back- und chocolatier-aktiv« werden (siehe Seite 137).

KH pro Portion	GL pro Portion	kcal pro Portion	kcal pro 100 g	Diabetes-Tipp
5	2	20	405	In Maßen essen, besser noch ersetzen
5	5	20	405	In Maßen essen, besser noch ersetzen
5 (aber nicht insulinrelevant)	👍	👍	20	Keine Insulinrelevanz, aber Achtung, als Zuckeralkohol kann zu viel Erythrit die Verdauung beeinträchtigen und z. B. zu Blähungen führen. Erythrit hat in etwa 70 % der Süßkraft von Zucker.
<1	👍	👍	👍	Top-50-Lebensmittel, aber Achtung, hohe Süßkraft, sehr vorsichtig dosieren

In Sachen Low-Carb-Süßigkeiten und Snacks sei gesagt: ausprobieren und dem eigenen Geschmacksempfinden auf den Grund gehen, denn es gibt leider auch fürchterlich schmeckende Produkte im Angebot. Ebenso gibt es aber auch richtig leckere Alternativen, denen man nicht einmal »anschmeckt«, dass sie ohne Haushaltszucker und normales Mehl gemacht wurden.

Die Top-50-Lebensmittel bei Diabetes

Vorweg – es gibt weitaus mehr als »nur« 50 Top-Lebensmittel bei Diabetes! Die getroffene Auswahl in den Nährwerttabellen ist lediglich ein Beispiel.

Mithilfe der angegebenen Werte zu KH (möglichst niedrig) und GL (grün gekennzeichneter Wert oder grüner Daumen hoch) können Sie aus der *Check Diabetes*-Liste weitere leckere »Top-Lebensmittel bei Diabetes« nach Ihrem eigenen Geschmack ergänzen.

Die von *Check-Diabetes* gewählten Top-50-Lebensmittel bei (und gegen) Diabetes zusammengefasst sind:

- ➜ Artischocken
- ➜ Auberginen
- ➜ Avocado (mehr ab Seite 107)
- ➜ Bergkäse (mehr ab Seite 116)
- ➜ Brokkoli (mehr ab Seite 102)
- ➜ Brombeeren (mehr ab Seite 110)
- ➜ Fenchel
- ➜ Garnelen, frisch
- ➜ gekochter Schinken
- ➜ geräucherter Schinken
- ➜ Hähnchenschenkel (mehr ab Seite 120)
- ➜ Haselnüsse (mehr ab Seite 111)
- ➜ Himbeeren (mehr ab Seite 110)
- ➜ Hühnerei (mehr ab Seite 119)
- ➜ Kalbfleisch
- ➜ Karotten (mehr ab Seite 104)
- ➜ Karotten, frisch
- ➜ Knoblauch
- ➜ Kohlrabi
- ➜ Konjaklasagne (mehr ab Seite 108)
- ➜ Konjakreis (mehr ab Seite 108)
- ➜ Konjanudeln (mehr ab Seite 108)
- ➜ Körniger Frischkäse (mehr ab Seite 117)
- ➜ Kürbis
- ➜ Lachs, geräuchert (mehr ab Seite 124)

- Lammfleisch
- Leinsamenmehl (mehr ab Seite 112)
- Low-Carb-Brot
- Mandarine
- Mandelmehl (mehr ab Seite 112)
- Maracuja
- Mineralwasser
- Nektarine
- Olivenöl (mehr ab Seite 114)
- Paprika
- Rhabarber
- (Rinder-)Filet (mehr ab Seite 122)
- Salat
- Sauerkraut
- Sonnenblumenmehl (mehr ab Seite 112)
- Spinat
- Steak
- Stevia
- Thunfisch (mehr ab Seite 124)
- Tomaten
- Topinambur
- ungesüßter Tee
- Walnüsse (mehr ab Seite 111)
- Zitrone
- Zucchini (mehr ab Seite 106)

Bei der nun folgenden genaueren Vorstellung von 15 Top-Lebensmitteln bei Diabetes wurden auch allgemeinere Ergänzung (zum Beispiel bei Fisch und Käse) vorgenommen, um die mögliche Ernährungsvielfalt weiter zu verdeutlichen, denn:

Diabetesgerecht essen heißt, bei vollem Geschmack und Genuss gesund schlemmen zu können!

15 Top-Lebensmittel bei Diabetes im Fokus

Brokkoli

Brokkoli ist ein wahrer Tausendsassa unter den Gemüsesorten – und zwar in mehreren Hinsichten, denn Brokkoli ist:

- schnell zubereitet
- vielfältig einsetzbar
- im Verhältnis zu anderen Gemüsesorten nicht zu dominant im Eigengeschmack
- reich an Mikronährstoffen und damit sehr gesund
- kalorienarm und vor allem sehr kohlenhydratarm und somit kaum blutzuckerrelevant
- hat im Verhältnis zu anderen Gemüse- und vor allem Kohlsorten, die ähnlich verarbeitbar sind, wie zum Beispiel Blumenkohl, bei vielen Menschen eine weniger blähende Wirkung
- recht günstige in Europa angebaute und gut erhältliche Gemüsesorte
- auch vielerorts als Tiefkühlprodukt ohne Zusätze erhältlich

Neben vielen sekundären Pflanzenstoffen ist Brokkoli reich an gesundheitsförderlichen Mineralstoffen wie Eisen, Zink, Kalium, Calcium, Phosphor und Natrium. Auch seine Vitaminbilanz kann sich sehen lassen. So enthält er unter anderem die Vitamine C, B1, B2, B6, E und Carotin, die Vorstufe zum Vitamin A.

Zubereitung und Verzehr von Brokkoli

Brokkoli kann man sogar roh essen. Diese eher unübliche Verzehrart ist durchaus einen Versuch wert, da er knackig und lecker ist und zum Beispiel mit Karotten und Kohlrabi in Frischkäse- oder Quarkdips gut und frisch auch zwischendurch als Snack schmeckt.

Wesentlich häufiger gibt es Brokkoli als gegarte oder gedünstete Gemüsebeilage oder er kommt als Bestandteil von Gratins zum Einsatz.

Besonders in der Low-Carb-Küche bekommt er zusätzlich Bedeutung, wenn es zum Beispiel um die Zubereitung eines kohlenhydratreduzierten Pizzabodens aus Gemüse geht (siehe Rezept auf Seite 133).

Vom Brokkoli lässt sich fast alles gut verwenden. Hat man einen kompletten Brokkolikopf, sollte man lediglich vom Stiel einen Zentimeter abtrennen und die Blätter entfernen. Dann lassen sich sowohl Stiel als auch Röschen verzehren und zubereiten. Die frischen Röschen haben eine recht kurze Garzeit von etwa 5–10 Minuten, je nachdem wie knackig man sie mag. Man kann sie auch länger kochen, dann werden sie allerdings weicher. Wenn der Stiel weich sein soll, braucht er mindestens die 10 Minuten Garzeit. Hier empfiehlt es sich, einfach zu probieren, wie weich oder knackig man seinen Brokkoli am liebsten mag.

Übrigens: Zum Vitamin- und Mineralstofferhalt sollte man Gemüse, so auch den Brokkoli, dünsten. Bei dieser schonenden Zubereitung wird das Gemüse im eigenen Saft schonend gegart. Auch das Dampfgaren in passenden Geräten oder mithilfe eines Gareinsatzes für Töpfe eignet sich sehr gut zur schonenden, Mikronährstoffe erhaltenden Zubereitung.

Karotten

Schon die ganz Kleinen wissen Karotten in Babybrei zu schätzen, denn das auch als Mohrrüben, Möhren oder regional »Wurzeln« bekannte Gemüse hat einen milden Geschmack und passt zu vielen Gerichten.

Die Vorteile der Karotte im Überblick:

- schnell zubereitet
- vielfältig einsetzbar
- milder, leicht süßlicher Geschmack und daher auch bei Kindern sehr beliebt
- reich an Mikronährstoffen, vor allem Betacarotin und damit sehr gesund
- kalorienarm
- sehr gut bekömmlich, sogar roh
- regionale und günstige Gemüsesorte (Wurzelgemüse)
- kaum blutzuckerrelevant

Die Karotte ist reich an gesundheitsförderlichen Mineralstoffen wie Eisen und Kalium und enthält zudem ordentlich Vitamin C und das Provitamin A (Carotin, auch als »Sonnenvitamin« bekannt). Wussten Sie, dass, wer richtig viele Karotten isst, seine Haut optimal auf den nächsten Sonnenurlaub vorbereitet? Einzige »Nebenwirkung« kann bei individuell sehr hoher »Karottendosis« eine leichte Orangetönung der Haut sein, vor allem an dickeren Hautstellen wie den Fußsohlen.

Zubereitung und Verzehr von Karotten

Karotten kann man wunderbar roh essen. Meist werden sie geschält, aber insbesondere gut gewaschene Biokarotten können auch gut mit Schale verzehrt werden. Es sollte der Teil, an dem das Karottengrün aus der Wurzel spross, abgeschnitten werden. Karotten eignen sich als gesunde Dipalternative zu Brot, für Frischkäse oder Quark und ebenso naturbelassen als Snack zwischendurch.

Als Gemüsebeilage im bekannten »Leipziger Allerlei« oder in Kombination mit Erbsen sind Karotten den meisten Menschen bekannt. Sie schmecken aber auch in vielen weiteren Kombinationen. Angefangen bei in Scheiben oder Streifen geschnitten Karotten in scharfen Thai-Currys über eine besonders milde Gemüsepfanne in Butter mit Kohlrabi und wahlweise etwas Fenchel, bis hin zur italienischen Sauce bolognese, die in der klassisch italienischem Zubereitung auch geraspelte Möhren enthält. Die dezent süßlich schmeckenden Möhren stellen in pikanten Gerichten eine wunderbare Grundbasis und einen geschmacklich milderen Gegensatz dar.

Je nach nachdem wie knackig man seine Karotten mag, beginnt die Gardauer bei etwa 6 Minuten. Je dicker die Möhrenstücke sind, desto länger brauchen sie.

Diabetes-Tipp:
Früher gab es vor allem für Menschen mit Diabetes den Hinweis, dass rohe Karotten zunächst ohne BE-Berechnung verzehrt werden können, jedoch durch den Garprozess der insulinrelevante Zuckergehalt so ansteige, dass hier eine BE-Berechnung empfohlen beziehungsweise vorgegeben wurde. Dies wurde aber mittlerweile revidiert. Der Kohlenhydratgehalt der rohen und gekochten Karotte liegt im Mittelmaß der Gemüsesorten und ihr Verzehr ist uneingeschränkt empfehlbar.

Wie auch bei vielen Proteinen gilt bei einer sehr gemüsereichen Ernährung, dass zunächst einmal keine BE- oder KE-Berechnung erfolgen muss, jedoch zeigen Erfahrungswerte, dass, insbesondere wenn große Mengen Protein oder Gemüse gegessen werden, geringe Anpassungen notwendig werden können. Dies gilt aber vor allem für insulinpflichtige Menschen mit Typ-1-Diabetes. Bei einem vorliegenden Typ-2-Diabetes mit eigener Insulinproduktion kann man im Normalfall bei den meisten Gemüsesorten – so auch Möhren – sowie Proteinen berechnungslos zugreifen.

Zucchini

Zucchini zählen zu den Kürbisgewächsen und kommen vor allem in der mediterranen Küche vor, sind aber auch für viele weitere Gerichte einsetzbar. Sie haben viele Vorteile, zum Beispiel :

- schnell zubereitet
- vielfältig einsetzbar
- haben einen leicht herben Eigengeschmack, der Gerichten mit Zucchini eine typische Note verleiht, sind aber dabei dennoch dezent, sodass sie sich als gute Beilage zu verschiedensten Gerichten eignen
- reich an Mikronährstoffen und damit sehr gesund
- kalorienarm und vor allem sehr kohlenhydratarm mit hohem Wasseranteil
- kaum blutzuckerrelevant,
- sind sehr gut verdaulich
- recht günstige in Europa angebaute und gut erhältliche Gemüsesorte

Zucchini enthalten viel Wasser und sind daher sehr kalorienarm, aber dabei vitamin- und mineralstoffreich. So enthalten sie unter anderem Kalium, Kalzium Phosphor und Eisen sowie die Vitamine A und C.

Zubereitung und Verzehr von Zucchini

Weniger bekannt, aber wahr – Zucchini kann man roh essen. Hier eignen sie sich, ähnlich wie Möhren oder Gurkensticks, zum Dippen für Frischkäse oder Quark.

Bekannter ist die Zucchini als gegarte Gemüsebeilage oder auch eingelegt in Öl in der mediterranen Küche.

In der Low-Carb-Küche ist die Zucchini vor allem als Nudelersatz von Bedeutung (siehe Rezept ab Seite 135). Hier lassen sich im Austausch zu normalen Spaghetti immens viele Kalorien und Kohlenhydrate einsparen – bei vollem Geschmack!

Vor der Zubereitung trennt man ein kleines Stück der beiden Enden einer Zucchini ab. Richtige Gemüsefans garen die Zucchini im Ganzen und genießen sie einfach mit einem Stück geschmolzener Butter und Salz. Meist wird die Zucchini jedoch vor der Zubereitung in Streifen oder Scheiben geschnitten. Nun kann sie zum Beispiel in Olivenöl gebraten oder im Wok mit weiteren Gemüsesorten gedünstet werden. Die Zucchini braucht nur wenige Minuten zum garen. Je nach gewünschter Bissfestigkeit ist sie, soweit zerteilt zubereitet, schon ab etwa fünf Minuten gar.

Avocados

Avocados werden für gewöhnlich als herzhafte Speise verzehrt, zählen aber eigentlich zu den Früchten. Die exotische Avocado ist voller gesunder Mikro- und Makronährstoffe.

Vorteile der Avocado im Überblick:

- schnell und vielfältig zubereitet (Rohverzehr)
- vielfältig einsetzbar
- hoher Gehalt an gesunden Fettsäuren
- hoher Gehalt an Vitaminen und Mineralstoffen
- sättigend
- kaum blutzuckerrelevant

Avocados sind leicht verdaulich und enthalten viel der Vitamine A, E, K sowie unter anderem Magnesium und Kalium. Zudem sind sie reich an gesunden pflanzlichen Fetten, den ungesättigten Fettsäuren und enthalten auch einen Anteil hochwertigen Eiweißes.

Zubereitung und Verzehr von Avocados

Avocados werden vor allem roh verzehrt. Hierzu teilt man die Frucht einfach in zwei Hälten (Achtung, in der Mitte ist ein Kern, der sich einfach herauslösen lässt). Je nachdem wie hart die Avocado noch ist, bietet es sich an, das Fruchtfleisch mit einem Esslöffel aus den

Schalen zu löffeln. Ist die Frucht noch relativ hart, kann man sie auch schälen. Die Schale und der Kern sind nicht zum Verzehr geeignet.

Am aromatischsten schmeckt die Avocado, wenn sie schon relativ weich ist, sodass das Löffeln aus der Schale leichtfällt. Ein guter Indikator für die optimale Essreife der Avocado ist ein einfacher Druck- und Tasttest der ganzen Frucht mit Schale. Lässt sie sich gar nicht eindrücken, benötigt sie, um ihren vollen Geschmack zu entfalten, noch einige Tage. Außerdem gibt es Avocados mit einem kleinen Aufkleber »genussreif« oder »essreif«, dieser verspricht die optimale Reife.

Avocados schmecken köstlich mit ein bisschen Salz. In der mexikanischen Küche ist die Avocado Hauptbestandteil der Guacamole, einem leckeren Dip zum Beispiel für Tacos, aber auch als Low-Carb-Dip-Variante für Karotten und Co. Avocadoscheiben machen sich gut in Sushi und auf Salaten. Die Möglichkeiten sind sehr vielfältig. So lässt sich zum Beispiel aus geräuchertem Lachs und Avocadofruchtfleisch ein wahrer Low-Carb-Gesundheitsbooster, der sättigt und reich an wertvollem Protein und Fett ist, zaubern. Einfach beides miteinander vermengen, nach Bedarf leicht salzen und genießen.

Konjak

Konjaknudeln, Konjaklasagne, Konjakreis – die Wunderwurzel aus Asien ist eine wahre Revolution des Low-Carb-Marktes, da sie im Prinzip keine Makronährstoffe, jedoch die Ballaststoffe Glucomannane enthält. Dadurch sind Gerichte mit Konjak sehr sättigend. Ein Attribut, das unter den Sättigungsbeilagen eigentlich den Kohlenhydrat- und Kalorienbomen Nudeln und Reis vorbehalten war.

Konjakprodukte haben kaum einen Eigengeschmack und sind meist flüssig eingelegt. Einige Produkte riechen beim Öffnen leicht fischig. Davon sollte man sich aber keinesfalls irritieren lassen, man spült sie einfach mit klarem Wasser gut ab und muss mit nicht mal einem Anflug des zuvor gerochenen Aromas im zubereiteten Konjakgericht rechnen.

Die Vorteile von Konjakprodukten im Überblick:

- schnell zubereitet
- vielfältig einsetzbar
- haben keinen Eigengeschmack
- reich an Ballaststoffen und damit sehr sättigend
- kalorien- und kohlenhydratarm – enthalten so gut wie keine für die Energiebilanz relevanten Nährstoffe
- kaum blutzuckerrelevant

Zubereitung und Verzehr von Konjakgerichten

Ein großer Vorteil von Konjakgerichten ist, dass sie nicht lange zubereitet werden müssen. Wer Konjaknudeln oder -reis warm essen möchte, kann sie einfach kurz erhitzen – in Pfanne, Topf oder Mikrowelle. Nötig ist es nicht, sie zu garen, wie es bei Nudeln oder Reis vonnöten ist. Während vergleichsweise eine Lasagne mit gewöhnlichen Hartweizennudeln je nach gewünschter Bissfestigkeit eine ganze Weile Zubereitungszeit in Anspruch nehmen kann, klappt dies mit Konjaklasagneplatten in einem Bruchteil der Zeit. Kommen nicht noch weitere Garzeit in Anspruch nehmende Gemüssesorten dazu, bedarf es nur der Garzeit, bis der Käse zum Überbacken auf der Lasagne geschmolzen ist und die gewünschte Braunfärbung hat.

Dadurch, das Konjakreis, -nudeln und -lasagneplatten nicht mehr gegart werden müssen, braucht man sich nur noch um die weiteren Beilagen wie Soßen, Fleisch oder Gemüse zu kümmern und kocht so nicht nur entscheidend kohlenhydrat- und kalorienärmer, sondern spart auch richtig Zeit.

Heimische Beerenfrüchte

Als gemeinhin Beeren bekannt sind unter anderem Erdbeeren, Brombeeren und Himbeeren, die zwar botanisch gesehen keine Beeren sind, aber für den Nichtbotaniker und beim Einkaufen und gemeinhin als die Beeren schlechthin bekannt sind. Es gibt noch viele weitere Beerensorten, wie Johannis-, Heidel- und Stachelbeeren.

Vorteile heimischer Beeren im Überblick:

- große Geschmacksauswahl unter den Sorten
- hoher Vitamingehalt
- hoher Gehalt an Mineralstoffen
- es gibt viele saisonale und heimische Sorten
- im Verhältnis zu vielen anderen Früchten und Obst geringere Blutzuckerwirkung

Jeder Betroffene hat es gewiss schon gehört – bei Obst und Früchten sollten Menschen mit Diabetes aufpassen. Die gesunden Vitaminbomben enthalten nämlich oft eine nicht zu verachtend hohe Mengen an Kohlenhydraten. Zudem wirken sie – je nach Sorte – auch recht zügig auf den Blutzucker, daher sind Bananen und Trauben auch als klassische Unterzuckerungssnacks bekannt.

Fruchtsäfte (selbst Direktsäfte ohne Zusätze) sind daher gemeinhin nicht empfohlen, es sei denn man benötigt ad hoc bei einer Unterzuckerung rasch schnelle Kohlenhydrate. Die Gesundheitsvorteile sowie das Geschmackserlebnis von Obst und Früchten sollten sich Menschen mit Diabetes dennoch nicht entgehen lassen. Es macht hier jedoch Sinn, bei regelmäßigem Verzehr auf Sorten mit niedrigerer glykämischen Last, also geringerer Blutzuckerwirkung, zurückzugreifen. Deswegen sind viele Beerenfrüchte Kandidaten für die Top-Lebensmittel bei Diabetes – sie haben eine relativ geringe Blutzuckerwirkung.

Besonders Brom-, Him-, Stachel- und Johannisbeeren sind hier besonders empfehlenswert (siehe auch Lebensmittelliste Obst und Früchte, Seite 63 bis 65). In Brombeeren und auch Stachelbeeren steckt zudem zum Beispiel sehr viel Vitamin C und E und sie versorgen den Körper wie auch die Himbeeren mit Mineralstoffen wie Kalium, Calcium und Magnesium. Himbeeren enthalten zudem viel Eisen sowie B-Vitamine. Mit ihrem ordentlichen Ballaststoffgehalt sind sie gut für die Verdauung.

Zubereitung und Verzehr von Beerenfrüchten

Beeren eignen sich vor allem als Snack für zwischendurch. Sie schmecken aber auch bestens als Dessertzutat, zum Beispiel gemischt mit Quark und optional ein paar Spritzern Stevia gesüßt. Passiert in einem Gemüsesmoothie geben sie einen extra Kick an Süße. Man kann Beeren gefroren erwerben und so ihre Gesundheits- und Geschmacksvorteile auch außerhalb der Erntezeit genießen.

Nüsse – allen voran Walnüsse

Nüsse, vor allem Walnüsse, sind ausgesprochen gesunde Lebensmittel, die eine Vielzahl hochwertiger Makro- und Mikronährstoffe bieten. Die mit gesündeste Nuss ist die Walnuss.

Vorteile von Nüssen, vor allem Walnüssen, im Überblick:

- einfach zu verzehren (Rohverzehr)
- große Geschmacksauswahl unter den Nusssorten
- hoher Gehalt an gesunden Fettsäuren (vor allem die Walnuss enthält viele Omega-3-Fettsäuren)
- hoher Gehalt an Mineralstoffen
- proteinreich
- viele Sorten sind kaum blutzuckerrelevant
- sättigend

Der Fett- und Eiweißgehalt in den meisten Nussorten, vor allem in Walnüßen ist ausgesprochen hochwertig. So enthalten diese ordentliche Mengen der Omega-3-Fettsäuren.

Nüsse liefern durch ihren Proteingehalt essentielle Aminosäuren, sind ballaststoffreich, gesunde Quelle ungesättigter Fettsäuren und warten mit Magnesium und diversen Mineralstoffen und Spurenelementen wie Kalium, Calcium, Natrium, Phosphat, Kupfer, Eisen und Zink auf. Außerdem sind sie vitaminreich und enthalten, je nach Sorte, ein Spektrum an unter anderem den Vitaminen A, B, C, D und E.

Nüsse haben meist einen hohen Fettgehalt und daher recht viele Kalorien. Es gibt jedoch Hinweise darauf, dass sie anders im Körper verstoffwechselt werden als andere Fette und daher die Kalorienzahl weniger zu Buche schlägt. Da dies jedoch noch nicht genau festgestellt ist, bietet sich ein regelmäßiger (täglicher) aber auch mäßiger Verzehr an. Mit ein bis zwei Handvoll Nüssen pro Tag ist man in jedem Falle gesund und gut aufgestellt.

Zubereitung und Verzehr von Nüssen

Nüsse sind zunächst einmal ein prima Snack. Ob schon ohne Schale erworben oder noch zu knacken, sie sind schnell verzehrt. Außerdem eigenen sich Nüsse auch als Beigabe zu Salaten oder warmen Gerichten, zum Beispiel Cashewnüsse in indischen Gemüse- und Fleischtöpfen oder Erdnüsse in Chinapfannen. Auch in süßen Speisen sind Nüsse gut einsetzbar. So runden sie gemahlen viele Plätzchen und Kuchen ab und können in der Low-Carb-Küche Mehl und damit Kohlenhydrate ersetzen.

Nuss- und Samenmehle – vor allem Mandelmehl

Die Gesundheitsvorteile von Nüssen und Samen sind bekannt und so finden sich eine Vielzahl dieser gesunden Wirkungen auch in den Mehlen dieser Lebensmittel wieder. Die für die Low-Carb-Küche meist am besten verwendbaren Mehle sind entölt, enthalten also einen wesentlich niedrigeren Fettanteil als nur gemahlene Nüsse und Samen. Typische Nuss- und Samenmehle in der Low-Carb-Küche sind zum Beispiel Mandel-, Leinsamen-, Soja-, Sonnenblumen- und Kokosmehl.

Vorteile von Nuss- und Samenmehlen im Überblick:

- große Geschmacksauswahl unter den Sorten
- Gehalt an gesunden Fettsäuren
- hoher Gehalt an Mineralstoffen
- proteinreich
- ballaststoffreich
- viele Sorten sind kaum blutzuckerrelevant
- sättigend

Der Fett- und Eiweißgehalt in den meisten Nuss- und Samenmehlsorten ist sehr hochwertig. Anders als ein stark verarbeitetes Weißmehl ist ein teilentöltes Mandelmehl ein sehr gesundes Nahrungsmittel – und das ohne den Blutzucker in die Höhe zu treiben.

Nuss- und Samenmehle enthalten Mineralstoffe und Spurenelemente wie Kalium, Calcium, Natrium, Phosphat, Kupfer, Eisen und Zink, sind ballaststoff- und vitaminreich und enthalten, je nach Sorte, unter anderem die Vitamine A, B, C, D und E.

Zubereitung und Verzehr von Nuss- und Samenmehlen

Nuss- und Samenmehle sind aus der kohlenhydratbewussten und -reduzierten Küche kaum wegzudenken. Sie können, unter Beachtung einiger Regeln, im Prinzip wie gewöhnliches Mehl eingesetzt werden. Dadurch können die leckersten Kalorien- und Kolenhydratbomben als gesunde Low-Carb-Variante zubereitet werden. Ob Klöße, Brötchen, Germknödel, Dampfnudeln, Plätzchen, Kuchen oder Pizza – all das und noch viel mehr geht mit Nuss- und Samenmehlen (siehe Low-Carb-Pizza Seite 134 und Low-Carb-Brötchen Seite 136).

Pflanzenöle – vor allem Olivenöl

Menschen haben lange auf ihren Pflanzenölkonsum geachtet. Jahrzehntelang hieß es, sämtliche Fette sehr restriktiv bis gar nicht zu verwenden. Zwar sind gesundheitsförderliche Wirkungen ungesättigter Fettsäuren vor allem aus Pflanzenölen keine Neuigkeit, aber davon, sie auch in reichlicheren Mengen zu empfehlen, liest man erst in den letzten Jahren häufiger. Es gibt sogar ganze Studien, die sich dem Vorteil von an Olivenöl reicher mediterraner Ernährung gewidmet haben (zum Beispiel die Predimed Studie). Mittlerweile hat sich die sehr gesunde Wirkung von Olivenöl, Leinöl, Walnussöl und Co. herumgesprochen.

Vorteile von vielen Pflanzenölen, vor allem Olivenöl im Überblick:

- ➜ einfach zu verzehren
- ➜ vielseitig einsetzbar
- ➜ hoher Gehalt an gesunden Fettsäuren
- ➜ hoher Gehalt an Mineralstoffen
- ➜ kaum blutzuckerrelevant
- ➜ Geschmacksträger
- ➜ sättigend

Die Fettsäuren in den meisten Pflanzenölen sind sehr hochwertig. So enthalten zum Beispiel Lein- und Rapsöl ordentliche Mengen an Omega-3-Fettsäuren (vergleiche Seite 31), die in der Fettsäurenbilanz der meisten Menschen in unseren Breiten heutzutage zu kurz kommen.

Olivenöl enthält unter anderem Vitamin E und Antioxidantien und hat somit auch eine Schutzwirkung. Man geht mittlerweile auch von protektiven Wirkungen für die Herzgesundheit und Gesundheit generell aus.

Lediglich Kokos- und Palmöl sind in ihrer gesunden Wirkung etwas umstritten, da sie hohe Anteile gesättigter Fettsäuren enthalten.

Diese sehen nicht wenige Ernährungsexperten kritisch (siehe auch Seite 31) . Wer sich ökologisch bewusst ernährt, dürfte aber seinen Palmölkonsum vermutlich limitieren, da zum Gewinn dieses Öls, das in vielen Produkten (zum Beispiel auch Kosmetika) eingesetzt wird, weltweit der Bestand an Regenwäldern abgeholzt wird und Ölpalmenplantagen angelegt werden.

Zubereitung und Verzehr von Pflanzenöl

Die Haupteinsatzgebiete von Pflanzenölen in der heimischen Küche sind Salatsoßen und Pfannengerichte (beim Braten). Darüber hinaus kann ein Schuss Olivenöl auf der Low-Carb-Pizza (siehe Rezept Seite 133) und auf Zucchininudeln (siehe Rezept Seite 135) oder auf anderen Gemüsegerichten, Fleisch, Geflügel, Fisch und dem vegetarischen Tofu, Gerichte wunderbar abrunden und den Geschmack intensivieren. Wer sein Öl erhitzen möchte, sollte darauf achten, ein hierfür passendes Öl zu verwenden. Gerade beim scharfen Anbraten, zum Beispiel von Steaks, sollte man kein kalt gepresstes Öl, sondern ein sehr hitzebeständiges Öl wie etwa Rapsöl verwenden.

Halbharter und harter (Schnitt-)Käse

Käse in seinen verschiendensten Variationen ist ein wahres Top-Lebensmittel bei Diabetes. Außer wenigen Ausnahmen ist er kaum blutzuckerrelevant, gesund, sättigend und vor allem schmackhaft als Snack für zwischendurch, zum Frühstück, zum Überbacken oder auch als Dessert. Ob in der meist herzhaften und geschmacksintensiven Form von Bergkäsesorten oder mildem Butterkäse – Käse hat für fast jeden Geschmack etwas zu bieten und ist gesund.

Vorteile von halbhartem und hartem Schnittkäse im Überblick:

- schnell zubereitet (Rohverzehr, zum Überbacken, in Soßen, als Fondue)
- vielfältig einsetzbar
- hoher Gehalt an gesunden Fettsäuren
- hoher Gehalt an Vitaminen und Mineralstoffen
- proteinreich
- kaum blutzuckerrelevant
- sättigend

Der Eiweißgehalt von härteren Käsesorten kann sogar 30 Prozent betragen. Hierbei ist das Eiweiß aus Käse sehr hochwertig und auch das Milchfett im Käse hat viele Gesundheitsvorteile und ist zudem gut verdaulich. Käse enthält besonders viel Calcium, Magnesium und Phosphor, Eisen, Kupfer und Zink. Käse ist zudem vitaminreich, meist vor allem an Vitamin A und B-Vitaminen, hier vor allem Vitamin B2 und B12.

Übrigens: Menschen mit Laktoseintoleranz können einige Hartkäsesorten vertragen, denn je länger ein Käse reift, umso weniger Laktose enthält er. Im Reifeprozesses wird Laktose in Glukose und Galaktose gespalten und zu Milchsäure umgewandelt. Käse gilt in unseren Breiten als »laktosefrei«, wenn er weniger als 0,1 Prozent Laktose enthält. Beispielsweise Bergkäse, Cheddar und Parmesan gelten gemeinhin als laktosefrei.

Zubereitung und Verzehr von halbhartem und hartem (Schnitt-)Käse

Käse ist den meisten Menschen als Brotbelag oder zum Überbacken von Pizza, Gratins und anderen Aufläufen bekannt. Er kann aber auch noch auf andere Arten und Weisen auf den Tisch kommen, zum Beispiel als Dessert – bekannt aus der französischen Küche: In Kombination mit Trauben und süßen sowie gehaltvollen Fruchtaufstrichen, zum Beispiel aus getrockneten Feigen, gereicht, runden vor allem geschmacksintensive Käsesorten ein Abendessen ab. Der Vorteil: Wer sich bei den Trauben und Fruchtaufstrichen nicht zu üppig bedient, kann bei so einem Dessert im Verhältnis zu anderen Dessertklassikern wie Mousse au Chocolat und Crème brûlée eine Menge Kohlenhydrate sparen.

Weiche Käsesorten, Frischkäse und Quark

Auch weiche Käsesorten wie Camembert, Brie, Frischkäse oder Quark bieten eine breite Geschmacksvielfalt und sind gesund.

Vorteile von weichen Käsesorten, Frischkäse und Quark im Überblick:

- schnell zubereitet und einfach angewendet (unter anderem Rohverzehr, zum Kuchen backen, in Soßen)
- vielfältig einsetzbar
- je nach Sorte hoher Gehalt an gesunden Fettsäuren
- hoher Gehalt an Vitaminen und Mineralstoffen
- proteinreich
- kaum blutzuckerrelevant
- sättigend

Der Eiweißgehalt von weichen Käsesorten ist hoch und hochwertig. Klassische gesunde Proteinbooster unter Sportlern sind zum Beispiel der körnige Frischkäse oder auch Magerquark. Beide haben eine niedrige Kalorienbilanz bei einer hohen positiven Mikronährstoffdichte und guter Sättigung durch den Proteinanteil. Weiche Käsesorten enthalten zudem reichlich Calcium, Magnesium, Phosphor, Eisen,

Kupfer und Zink sowie verschiedene Vitamine, zum Beispiel Vitamin A und B-Vitamine.

Menschen mit Laktoseintoleranz müssen bei weichen Käsesorten aufpassen, da diese meist noch viel Laktose enthalten, da, anders als bei hartem Käse, keine langen Reifungsprozesse erfolgt sind. Es gibt jedoch mittlerweile eine Reihe von Anbietern, die auch laktosefreie Weichkäsesorten anbieten.

Zubereitung und Verzehr weicher Käsesorten

Weiche Käsesorten wie Frischkäse und Quark machen sich wunderbar auf Broten (übrigens auch auf Low-Carb-Brötchen, siehe Rezept Seite 136) , verfeinert mit zum Beispiel frischen Kräutern wie Schnittlauch und Petersilie als Dips. Als Zutat in Sushirollen oder zu Räucherfisch schmeckt Frischkäse besonders gut und als Backzutat, vor allem in Low-Carb-Brot und -Brötchen sollten Frischkäse, Hüttenkäse und Quark nicht fehlen.

In Kombination mit Trauben und süßen sowie gehaltvollen Fruchtaufstrichen, zum Beispiel aus getrockneten Feigen, gereicht, runden vor allem geschmacksintensive Weichkäsesorten ein Abendessen als Dessert ab. Man kann auch kohlenhydratärmere Beerenfrüchte (weitere Top-Lebensmittel bei Diabetes, siehe Seite 110) anstatt Trauben dazu essen oder einen mit Stevia gesüßten Fruchtaufstrich. So hat das Käse-Dessert so gut wie keine Kohlenhydrate!

Eier

Kaum ein Lebensmittel hat so viele Hochs und Tiefs in den Ernährungsempfehlungen erlebt wie das Hühnerei. Einst als ungesunde Cholesterinbombe fürs Herz verschrieen, ist es heute sogar ein Trendlebensmitteln bei Ernährungsbewussten und Sportlern. Dem aktuellen Stand der Forschung sei Dank, weiß man heute, dass die Aufnahme von Nahrungscholesterin das »schlechte« LDL-Cholesterin und die Triglyceride kaum beeinflusst, anders eine sehr kohlenhydratreiche Ernährung, die den Triglyceridgehalt ansteigen lassen kann.

Daher gibt es auch Entwarnung für das Ei und seine vorteilhaften Wirkungen auf Sättigung, Proteinbilanz und damit Muskulatur können in den Blick genommen werden.

Vorteile des Hühnereis im Überblick:

- schnell zubereitet
- vielfältig einsetzbar in herzhafter und süßer Küche
- gute Bindeeigenschaft
- hoher Proteingehalt und damit sehr sättigend
- höchste biologische Wertigkeit (siehe Seite 34) unter den proteinreichen Lebensmitteln
- gesund und schmackhaft
- kaum blutzuckerrelevant

Zubereitung und Verzehr von Eiern

Die Einsetzbarkeit von Eiern ist an Vielfalt kaum zu überbieten. Mit ihrer hervorragenden Bindeeigenschaft sind sie in vielen Teigen mit Mehlen und/oder Quark für Kuchen, Knödel, Klöße, Spätzle, Pizza und mehr enthalten. Ein »Eierstich« verfeinert Suppen, das Frühstücksei gehört für viele dazu und auf einem Caesars Salad sowie weiteren Salaten dürfen Eier nicht fehlen.

Eier können und werden im Prinzip auch roh (zum Beispiel beim Naschen von Kuchenteig) oder niedrig erhitzt (zum Beispiel für die italienische Zabaione) verzehrt. Dies ist jedoch nur eingeschränkt empfehlenswert, da immer mal wieder ein Salmonellenbefall bei Eiern vorliegen kann. Durch das hohe Erhitzen werden diese abgetötet, bei niedriger Hitze oder rohem Verzehr jedoch nicht. Insofern ist es eine persönliche Entscheidung, ob man das Salmonellenrisiko eingehen möchte oder nicht. Vor allem Schwangere und immungeschwächte Personen sollte vorsichtshalber darauf achten, dass die zu verzehrenden Eier gut erhitzt wurden.

Mit Eiern lassen sich auch hervorragende Gemüsepuffer zubereiten. Ob mit geraspelten Zucchini und Karotten oder anderen Gemüsesorten, man kann so den kohlenhydratreichen Kartoffelpuffer gut ersetzen.

Geflügel

Geflügel, allen voran das Hähnchen, bietet eine gesunde Protein- sowie Quelle für weitere gesunde Nährstoffe.

Vorteile von Geflügel im Überblick:

- vielfältig einsetzbar,
- enthält gesunde Fettsäuren
- hoher Gehalt an Mineralstoffen
- proteinreich
- kaum blutzuckerrelevant
- sättigend

Der Eiweißgehalt von Geflügel liegt hoch und ist sehr hochwertig. Deshalb greifen auch Kraftsportler gerne auf das magere Fleisch der Hähnchenbrust (mager, wenn ohne Haut verzehrt) zurück. Geflügel enthält auch viele Mineralstoffe und Vitamine.

Besonders Eisen, Zink und Kalium sowie viele unter anderem die B-Vitamine B1, B2, B6 und B12 sind im Geflügel enthalten.

Geflügel, insbesondere Hühnerfleisch, zählt zu den am meist verzehrten in Deutschland. Dies spiegelt sich leider auch im Massentierhaltungsphänomen wider, mit all seinen für das Tier- und Menschenwohl negativen Auswirkungen. Nicht artgerecht gehaltene Tiere leiden nicht nur, sie weisen auch meist eine schlechtere Fleischqualität auf. Noch kritischer wird es im Hinblick auf die Belastungen des Fleisches durch zum Beispiel Antibiotika und andere Medikamente, die oft vorsorglich gegeben werden, da die Tiere durch die miserablen Haltungsbedingungen regelmäßig an Infektionen und Krankheiten leiden.

Inbesondere bei Hühnchenfleisch ist es daher empfohlen, auf Bioprodukte oder regionale Produkte vom Bauern des Vertrauens in der Umgebung zurückzugreifen. Durch die zunehmende Verbreitung von Bioprodukten haben mittlerweile selbst Discounter ihr Biosortiment aufgerüstet und Bio-Fleisch wird so auch für schmalere Geldbeutel erschwinglich.

Zubereitung und Verzehr von Geflügel

Geflügelfleisch kann auf verschiedenste Weisen zubereitet und verzehrt werden, jedoch niemals roh, da es öfter zu einem Salmonellen- und Keimbefall kommen kann. Diese werden durch das Durchgaren des Fleisches abgetötet. Ganz wichtig ist aber bei der Zubereitung von Geflügel, die Küchenhygiene gut zu beachten, da sich sonst die Keime des rohen Geflügels auf roh verzehrte Nahrungsmittel übertragen können (wenn man zum Beispiel nach dem man Geflügel das Gemüse für den Salat auf dem selben Brettchen schneidet; sicherheitshalber sollte man generell ein anderes Brettchen für Geflügel als für Salat verwenden). Sollte Flüssigkeit des rohen Geflügels auf die Arbeitsflächen gelangt sein, entfernen Sie dieses mit Küchenkrepp, das Sie danach entsorgen können, anstatt mit dem normalen Küchenschwamm und waschen Sie sich gut die Hände nach der Bearbeitung des rohen Geflügels, ehe Sie weitere Speisen verarbeiten. So kann man mögliche Gefahrenquellen gut eindämmen und die Vorteile des gesunden Geflügelfleisches sicherer genießen.

Ob als Geschnetzeltes, Suppenfleisch, ob gebratene Brust, krosse Hähnchenschenkel oder gleich als ganzes Federvieh aus dem Ofen – für Geflügel gibt es viele Zubereitungsformen. Im Handel werden auch Geflügelaufschnitt oder Geflügelwürstchen angeboten, die proteinreich und meist etwas magerer sind als Aufschnitt und Wurst aus Schweinefleisch.

Rindfleisch

Rindfleisch bietet eine hochwertige und gesunde Protein- sowie Quelle für weitere gesunde Nährstoffe.

Vorteile von Rindfleisch im Überblick:

- vielfältig einsetzbar
- Gehalt an gesunden Fettsäuren
- hoher Gehalt an Mineralstoffen
- proteinreich
- kaum blutzuckerrelevant
- sättigend

Der Eiweißgehalt von Rindfleisch ist hoch sowie hochwertig. Seine biologische Wertigkeit (vergleiche Seite 34) liegt bei etwa 92 und es enthält viele gesunde auch mehrfach ungesättigte Fettsäuren. Zudem ist Rindfleisch reich an Mineralstoffen und Vitaminen.

Besonders Eisen ist im Rindfleisch reichlich zu finden, ebenso unter anderem die wertvollen Mineralstoffe Zink und Selen. Rindfleisch enthält zudem viele B-Vitamine sowie Vitamin C und A (Vitamin A ist vor allem die Leber des Rindes enthalten).

Rindfleisch kann man häufig in mageren Stücken (zum Beispiel Filet) erhalten. Es zählt neben Schwein und Hühnchen zu den meist verzehrten Fleischsorten in Deutschland. Leider gibt es ähnlich wie bei Hühnern hier auch angesichts der hohen Nachfrage aus der Bevölkerung eine umfangreiche Massentierhaltung mit teils sehr negativen Auswirkungen für die Tiere. Aber auch Menschen profitieren, wenn sie Rindfleischprodukte aus artgerechter Weidehaltung wählen. Die Tiere weisen oft eine bessere Fleischqualität auf und sind weniger belastet mit Medikamenten. Wer nicht auf Biofleisch zurückgreifen kann oder möchte (besonders, wenn man aufs Geld achten muss) kann auch beim Bauern des Vertrauens in der Region kaufen oder zumindest den Hinweis auf Weidehaltung beim Rindfleischkauf beachten. Hier haben die Tiere natürlich gegrast, anstatt eingepfercht primär nicht artgerechte Tierfuttermixe erhalten zu haben.

Zubereitung und Verzehr von Rindfleisch

Rindfleisch kann vielfältig zubereitet und verzehrt werden und zum Einsatz kommen. Anders als Geflügel kann frisches Rindfleisch aus zuverlässigem Bezug auch roh oder teilgegart verzehrt werden. Als zum Beispiel Tartar (rohes Beefsteakhack) mit Zwiebeln, Salz und Pfeffer schmeckt es vorzüglich und stellt eine magere Alternative zum Schweinemett dar. Auch beim italienischen Carpaccio wird Rind roh verzehrt. Klassischerweise in hauchdünne Scheiben geschnitten, wird es mit Salz, Pfeffer, frischer Zitrone, Olivenöl und Parmesan gerne als Vorspeise gereicht.

Den meisten bekannt ist zudem das Steak – je nach Gusto bleu (so gut wie roh), rare (ziemlich roh), medium (halb durchgebraten mit rosa Kern) oder well done (durchgebraten) – in seinen verschiedensten Variationen. Hier kommen viele Stücke des Rindes infrage, angefangen von der etwas fetteren Variante Rib Eye über Rumpsteak bis hin zum mageren Filetsteak.

Auch als Gulasch, Geschnetzeltes, Suppen- oder Hackfleisch, vom Rind kommt fast alles zum Einsatz in der Küche. Zudem gibt es auch beim Aufschnitt eine reichliche Rindfleischwurstauswahl. Diese ist proteinreich und oftmals magerer als Wurst aus Schweinefleisch.

Fisch – gegart, roh und geräuchert

Fisch zählt zu den gesündesten Lebensmitteln und Quellen für hochwertiges Nahrungsfett und ist Quelle für weitere gesunde Nährstoffe.

Vorteile von Fisch im Überblick:

- ➜ mannigfaltige und zum Teil sehr einfache Verzehrmöglichkeiten (roh, geräuchert, gedünstet, gebraten, gekocht)
- ➜ vielfältig einsetzbar
- ➜ Gehalt an gesunden Fettsäuren
- ➜ hoher Gehalt an Mineralstoffen
- ➜ proteinreich
- ➜ kaum blutzuckerrelevant
- ➜ sättigend

Der Fett- und Eiweißgehalt in Fisch ist ausgesprochen hochwertig. Besonders fettere Fischsorten wie Lachs und Heilbutt sind reich an den von unserem Körper benötigten Omega-3-Fettsäuren, die in unserer Omega-Fettsäuren-Bilanz gemeinhin unterpräsentiert sind (vergleiche Seite 31).

Fisch liefert zudem reichlich leicht verdauliches und hochwertiges Eiweiß.

Darüber hinaus enthält Fisch sehr viele Vitamine, zum Beispiel Vitamin A, viele B-Vitamine und Vitamin D. Letzteres ist besonders für die Knochen wichtig. An Vitamin D reiche Seefischsorten sind zum Beispiel Hering, Makrele, Lachs, Scholle und Thunfisch.

Fisch enthält zudem Jod und wichtige Mineralstoffe wie etwa Kalium, Eisen und Selen.

Zubereitung und Verzehr von Fisch

Wie auch beim Geflügel gilt zunächst: Wer Fisch zubereitet, sollte ganz besonders auf die Küchenhygiene achten. Roher Fisch kann nämlich sehr schnell schlecht werden. Eine Fischvergiftung ist durchaus nicht ungefährlich und zudem überaus unangenehm. Daher sollte bei der Zubereitung von rohem Fisch eine separate Arbeitsunterlage (Brettchen) benutzt werden. Sollte Flüssigkeit des rohen Fisches auf Arbeitsflächen gelangt sein, entfernen Sie diese mit Küchenkrepp, das Sie danach entsorgen können, anstatt mit dem normalen Küchenschwamm und waschen Sie sich gut die Hände nach der Bearbeitung des rohen Fisches, ehe Sie weitere Lebensmittel verarbeiten. Sie können auch Einmalhandschuhe zur Bearbeitung des rohen Fisches benutzen.

Fisch kann gedünstet, gebraten, im Ofen gebacken oder zum Beispiel für eine Fischsuppe gekocht werden. Die Möglichkeiten sind vielfältig. Wer sich nicht gern lange in der Küche aufhält, kann seine Gesundheitsvorteile auch roh oder geräuchert genießen. In Sushi oder als Sashimi kommt vor allem dem rohen Fisch eine große Bedeutung in der japanischen Küche zu. In Südamerika wird roher Fisch auf besondere Weise »gegart« und zwar durch Zitronen- oder Limettensaft. Zusammen mit zum Beispiel etwas Chilli, Tomate, Gurke, Paprika, Zwiebeln und Salz sowie optional Koriander entsteht so aus rohem Fisch die sogenannte Ceviche. Ganz bedeckt vom Zitronensaft und zusammen mit den weiteren Zutaten lässt man den Fisch im Kühlschrank ziehen und kann ihn, wenn er zuvor frisch war, gemeinhin bedenkenlos am selben Tag sowie Folgetag verzehren.

Geräucherter Lachs schmeckt bestens auf einem Low-Carb-Brot oder angerichtet mit Avocado. Auch pur ist er sehr schmackhaft, optional zum Beispiel mit etwas Sahnemeerrettich und Zitrone verfeinert.

Tipps für den Einkauf, das Kochen und den Besuch im Restaurant

Achtung Kohlenhydratfallen

Wenn man seine Ernährung kohlenhydratbewusster gestalten möchte, geht das heutzutage im Verhältnis zu früher relativ einfach. Auf verpackten Lebensmitteln aus dem Supermarkt finden sich Nährwertangaben, das Internet wartet mit Nährwertlisten auf und der Buchmarkt liefert ebenfalls Orientierungshilfen wie *Check Diabetes*.

Nichtsdestotrotz gibt es immer noch eine Menge potenzieller Fallstricke, insbesondere wenn man Neuling im Bereich kohlenhydratbewusster Ernährung ist.

Achtung im Supermarkt

Lesebrille nicht dabei? Keine Lust auf jeder Verpackung das Kleingedruckte in puncto Nährwerte und Inhaltsstoffe zu lesen? Dann droht an vielen Stellen die Kohlenhydratfalle beim Einkauf zuzuschnappen, denn viele vermeintlich kohlenhydratarme Lebensmittel enthalten wider Erwarten Zucker und viele Kohlenhydrate.

Wenn man ein paar grundlegende Hinweise beachtet, kann man diese Kohlenhydratfallen jedoch umgehen – auch ohne jede Verpackung zu studieren:

1 x 1 für das kohlenhydratbewusste Einkaufen im Supermarkt

Am besten Nährwertangaben studieren, wenn das nicht möglich ist, gilt:

1. Selbst eine reine Gemüsepfanne in Kräuterbutter enthält in den meisten Fällen Zucker- und Stärkezugaben.

Alternative: Gemüse frisch kaufen und selber schneiden oder eine Gemüsepfanne ohne weitere Zugaben wie Butter, Rahm, Soße oder Ähnliches wählen. Das Tiefühlsortiment hat hier viel im Angebot. Meist schmecken einzelne tiefgefrorene Gemüsesorten besser als ein Gemüsemix.

Übrigens kann man gefrorene Gemüsesorten auch einfach mit frischen kombiniert zubereiten (siehe Seite 138 kleine Gemüsekunde).

2. Fertige Soßen, egal, ob noch anzurühren oder gleich zum Beifügen zu einem Gericht, enthalten oft viel mehr Kohlenhydrate, als die Selfmade-Variante. Stärke zum Binden und Zuckerzugaben sind bei vielen Sorten Usus.

Alternative: sich für zu Hause ein Sortiment an Gewürzen zulegen und selbst Soßen, zum Beispiel aus Bratensaft, herstellen. Zucker als Geschmackszugabe ist unnötig und auch Stärke kann man durch kohlenhydratärmere Bindemittel wie Zitronenfasern ersetzen, wenn man seine Soße binden möchte.

3. Ketchup ist eine wahre Zuckerbombe.

Alternative: Hier gibt es mittlerweile zuckerreduzierte oder -freie Sorten.

4. Fruchtjoghurts und -quarks enthalten vieles, aber meist wenig Frucht, dafür aber viele Aromen und vor allem Kohlenhydrate.

Alternative: Naturjoghurt oder -quark zu Hause mit ein paar Beeren verrühren und nach Gusto mit Stevia oder Erythrit süßen. Geht auch schnell, ist aber viel gesünder und zudem auch kohlenhydratärmer.

5. Müslis und Cerealien sind gemeinhin immer sehr kohlenhydratreich, selbst wenn Hersteller mit Slogans wie »ohne zusätzliche Zuckerzugaben« werben.

Alternative: Es gibt mittlerweile auch Proteinmüslis, die weniger Kohlenhydrate enthalten. Hier sollte man sich aber beim Einkauf wirklich die Mühe machen, die Verpackung anzusehen, denn viel Protein heißt nicht zwangsläufig wenig Kohlenhydrate.

6. Ganz genrell: Vertrauen Sie Werbeslogans auf Verpackungen nicht, die einzig wirklich aufschlussreiche Information bei einem verarbeiteten Nahrungsmittel sind die Nährwertangaben. Nur weil mit Hinweisen wie etwa »mit viel frischer Milch«, »calciumreich«, »vitaminreich«, »proteinreich« oder »zuckerreduziert« geworben wird, ist dieses Lebensmittel nicht besonders gesund, geschweige denn sinnvoll bei Diabetes und dem Ziel, Kohlenhydrate in der Ernährung zu reduzieren.

Achtung im Restaurant und beim auswärts Essengehen

In den USA gibt es unter den Restaurantketten zunehmend Hinweise auf den Nährwertgehalt der Gerichte in Speisekarten. Mit Ausnahme unserer Fast-Food-Restaurants steht das bei uns noch aus und ist derzeit nicht absehbar. Welcher Koch lässt sich schon gern über die Schulter schauen? Als zutatenbewusster Esser stellt einen das schon mal vor eine Herausforderung, vor allem wenn man als Mensch mit Diabetes auf seinen Blutzucker achten muss. Betroffene können ein Lied davon singen, dass sie nach dem Essengehen und dem Verzehr eines vermeintlich mäßigen Anteils an Kohlenhydraten im Gericht auf einmal hohe Werte messen (dies betrifft vor allem Menschen, die einer intensivierten Insulintherapie folgen). Daher ist es besonders für Menschen mit Diabetes wichtig zu wissen, was da auf den Tisch kommt und worauf besonders zu achten ist.

Einfacher gesagt als getan. Wer möchte schon vor jedem Essen den Koch interviewen? Da empfindet man sich rasch als »komplizierter« Gast und irgendwie passt es auch nicht zu einem entspannten Abend mit Freunden, Familie oder Partner. Zunächst einmal möchte ich dennoch jede/n Betroffene/n ermuntern, bei Unklarheiten dennoch nachzufragen, denn Diabetes ist nichts, dessen man sich schämen müsste.

Man kann jedoch auch von vorneherein bei der Essenauswahl auf ein paar mögliche Kohlenhydratfallen achten und so das Risiko einer unbeabsichtigten und unbewusst hohen Kohlenhydrataufname minimieren, ohne unbedingt nachfragen zu müssen:

- Achtung bei Dressings: Ein Blattsalat mit zum Beispiel Tomaten und Gurken gilt zu Recht als unproblematisches Gericht bei Diabetes. Ganz anders sieht das aber bei fertigen Dressings aus. French-, American- und Thousand-Islands-Dressings und Co. sind oft sehr zuckerreich und damit blutzuckerrelevant.
- Alternative: Bestellen Sie sich Essig und Öl separat und geben es nach Gusto mit Salz und Pfeffer auf Ihren Salat.
- Achtung bei Soßen: Viele Köche fügen ihren Gerichten Zucker und ordentlich Stärke bei.
- Alternative: Je nachdem, was man bestellt, schmeckt bei guter Qualität der Produkte die natürliche Variante am besten. Ein Steak aus gutem Fleisch und Gemüse mit Salz, Pfeffer und Butterflocken gehen kaum auf die Kohlenhydratbilanz. Wer dennoch auf Soßen: im Restaurant nicht verzichten möchte, kann diese vorsichtshalber etwas geringer dosieren und sollte später seinen Blutzucker genauer im Blick haben.
- Wichtig: Provisorisch, ohne Kenntnis der Inhaltsstoffe mehr zu spritzen, sollte vermieden werden, da man sonst

Gefahr läuft zu unterzuckern. Jeder Koch kocht anders und nicht jeder verwendet Zucker und Stärke.

- Achtung bei Ketchup: Eine Currywurst an der Imbissbude, ein proteinreicher und kohlenhydratarmer Fast-Food-Snack? Leider nicht, denn durch die Currysoße nimmt man für gewöhnlich eine Menge Zucker auf. Kaum ein Restaurant hat zuckerfreien oder -reduzierten Ketchup, daher muss man auf diese unerwartete Zuckerbombe gefasst sein. In Mayonnaise und Senf (wenn es kein süßer ist) sind hingegen gemeinhin weitaus weniger Kohlenhydrate enthalten.
- Achtung Sättigungsbeilagen: Für die meisten Menschen besteht ein Gericht immer noch aus den Klassikern (Sättigungsbeilage, also zum Beispiel Reis, Nudeln, Kartoffeln), Fleisch, Fisch oder vegetarische Alternative sowie etwas Gemüse oder ein Beilagensalat.
- Wer sich kohlenhydratbewusst ernähren möchte, sollte dieser klassischen Verteilung ein Stück weit abschwören, vor allem hinsichtlich der Mengenverteilung. Hier gilt es zu bedenken: Auch für den Restaurantbetreiber ist der Nudel-, Reis- oder Kartoffelhaufen für gewöhnlich günstiger als das Gemüsebouquet und der Fisch oder das Fleisch im Einkauf. So heißen die Kohlenhydratbomben nicht umsonst Sättigungsbeilagen, auch wenn Protein ebenso, wenn nicht gar besser, sättigt.
- Trauen Sie sich also, Ihre Bestellung zu variieren, zum Beispiel: »Bitte keinen Reis, sondern mehr Gemüse.« Bei günstigen Restaurants kann das schon mal zu kleineren Irritationen führen, aber zur Not kann man anbieten, etwas mehr zu bezahlen. Lassen Sie sich, wenn Sie darauf verzichten möchten und können, keine Kartoffeln unterjubeln. Sie können auch das Mengenverhältnis der Bestellung verändern, zum Beispiel:»bitte nur eine kleine Menge Kartoffeln und dafür mehr Gemüse.« Normalerweise gehen Restaurants auf solche Wünsche ein. Mit einem zweiten Steak anstatt der Kartoffel wird es ohne Aufpreis allerdings schwer, bei Gemüse klappt es aber meist problemlos.

- Achtung – das Brot vorweg: Viele Restaurants reichen auf Kosten des Hauses vor dem Essen Brot-, Ciabatta- oder Baguettescheiben, zum Beispiel mit etwas Olivenöl, Butter oder einem anderen Dip. Wer mit knurrendem Magen ins Restaurant geht und damit erstmal beginnt, kann nur schwer aufhören und so nimmt man ungewollt viele Kohlenhydrate auf. Hier empfiehlt es sich, erstmal einen ordentlichen Schluck Wasser zu trinken und auf das Brot zu verzichten beziehungsweise bewusst nur eine kleine Menge davon zu verzehren.

Tipps und Rezepte für den Austausch von Zucker, Mehl und Sättigungsbeilagen

- Genug trinken, vor allem vor dem Essen,
- vor dem Hauptgang einen großen Salat essen,
- langsam essen und nicht schlingen sowie ordentlich kauen,
- Soßen kann man auch ohne Unmengen von Stärke binden, zum Beispiel mit Zitronenfasern oder Johannisbrotkernmehl,
- sich nicht alles verbieten, aber versuchen, einiges zu ersetzen, zum Beispiel kohlenhydratreichen Pizzaboden, Nudeln sowie Mehle und Zucker in Backwaren und Süßigkeiten.

Einfache Rezepte zum Austausch von Kohlenhydratbomben

Die folgenden Rezepte zum gesunden Ersatz von Kohlenhydratbomben für eine gesunde, diabetesgerechte und dabei leckere Ernährung sind vor allem unter dem Aspekt »einfach« und »ohne großen Mess- und Wiegeaufwand zuzubereiten« ausgewählt.

Es gibt mittlerweile viele Kochbücher sowie Internetseiten, die eine Vielzahl von köstlichen Low-Carb-Varianten für Herzhaftes, Süßes und sogar Fast Food anbieten. Aber nicht jeder mag oder kann die Zeit fürs ausgiebige Kochen erübrigen – einer der Gründe, warum die Fertigprodukte- und Schnellrestaurant-Industrie mit einem weitestgehend kohlenhydratreichen Angebot so boomt. Leider gibt es bei den meisten Produkten in diesem Segment viele ungünstige Zusätze und der Kohlenhydratanteil ist selbst bei einer »Gemüsepfanne« erstaunlich hoch, denn in der Zutatenliste sind oft Zucker und Stärke mit vertreten.

Die folgenden Rezepte (ebenso wie die Tipps) sollen daher ein erster und vor allem einfacher Einstieg ins kohlenhydratreduzierte Essen bei vollem, wenn nicht sogar größerem Genuss und ohne Reue sein, die keine aufwendigen Back- und Kochfertigkeiten verlangen und nur wenig Zeit in Anspruch nehmen. Außerdem zeichnen sich die Rezepte dadurch aus, dass die Zutaten-Dosierungen nicht so streng beachtet werden müssen und bei mehrmaliger Zubereitung sich rasch ein Kochen und Backen »nach Gefühl« einstellen kann.

Die meisten Menschen lieben Pizza und auch wer kohlenhydratreduziert isst, muss auf sie nicht verzichten. Es gibt mittlerweile Anbieter, die Low-Carb-Fertigbackmischungen oder sogar fertige Pizzaböden in Low-Carb-Variante anbieten. Hier kann man sich durchaus mal durchs Sortiment probieren. Aus eigener Erfahrung kann ich sagen, da sind auch Varianten dabei, die kaum Pizzafeeling aufkommen lassen – aber das ist Geschmacksache. Wer es hingegen von vorneherein selber macht, fährt meist günstiger und ist flexibler bei den Zutaten. Folgende Rezeptvorschläge – extra ohne aufs Gramm abgemessene Mengenangaben – ergeben einen einfachen Pizzaboden:

Gemüsepizzaboden

Zutaten für 1 Pizzaboden:

Brokkoli (je nach gewünschter Bodengröße ca. 150–200 g), frisch oder tiefgekühlt
1 Karotte
½ Gemüsezwiebel (nach Gusto)
1 Knoblauchzehe (nach Gusto)
1 Ei (Größe S)
1–2 Handvoll geriebener Pizzakäse
Salz
Pfeffer

Zubereitung:

1. Den geputzten Brokkoli und die geschälte Karotte wasserarm garen oder dünsten.
   Währenddessen den Ofen auf ca. 200 °C (180 °C Umluft) vorheizen.

2. Danach Flüssigkeit vom Gemüse abgießen und mit einem Pürierstab passieren (wer keinen Pürierstab oder eine Küchenmaschine hat, kann das Gemüse auch so fein wie möglich zerdrücken).
   Die Gemüsemasse noch mal von überschüssiger Flüssigkeit befreien (zum Beispiel in einem Sieb abtropfen lassen oder mithilfe von Küchenpapier trocken tupfen).
   Etwas abkühlen lassen, sodass das Ei bei späterer Zugabe nicht gerinnt.

3. Währenddessen Zwiebel und Knoblauchzehe schälen und zerkleinern.
   Ei, Käse, Knoblauch, Zwiebeln, Salz und Pfeffer zu der Gemüsemasse geben und gleichmäßig vermengen.
   Die Masse auf ein mit Backpapier ausgelegtes Backblech geben.
   Nun daraus die gewünschte Pizzabodenform und -höhe mit der Rückseite eines Löffels verteilen. Eine Höhe von circa 1 cm eignet sich für gewöhnlich gut.
   10–15 Minuten im Ofen vorbacken lassen.

4. Kurz leicht abkühlen lassen, belegen und dann wie eine gewöhnliche Pizza überbacken und genießen!

Tipp:

Sie können zwischendrin überprüfen, wie fest der Boden ist. Achtung – je nachdem, wie viel Flüssigkeit noch in der Masse enthalten ist, kann feucht-heiße Luft beim Öffnen des Backofen entweichen. Lassen Sie diese erst raus, bevor Sie den Kopf zu nah an den Ofen halten.

Wenn der Gemüsepizzaboden an einigen Stellen leicht bräunlich wird, ist das ein guter Anhaltspunkt dafür, ihn herauszunehmen.

Ein so zubereiteter Gemüsepizzaboden hat natürlich nicht besonders viel mit dem klassischen Pizzaboden gemein, mit dem richtigen Belag kann er jedoch für viele, je nach Geschmack, eine super gesunde Alternative sein. Je nach Gemüselust kann man die Zutaten auch variieren und zum Beispiel Spinat oder Blumenkohl verwenden.

Wer sich dem Originalboden weiter annähern möchte, ist mit dem zweiten Rezept auf dem richtigen Weg:

Pizzaboden aus Mandel- und Sonnenblumenmehl

Zutaten für 1 kleinen Pizzaboden:

4 EL Sonnenblumenmehl
4 EL Mandelmehl
½ gehäuften EL Flohsamenschalen
1 TL Olivenöl
1 Prise Salz
1 TL Backpulver
etwas Wasser (ca. 2 EL)

1. Den Ofen auf ca. 200 °C (180 °C Umluft) vorheizen.
   Währenddessen alle Zutaten miteinander vermengen, bis ein Teig entsteht. Nehmen Sie hierfür einfach eine Gabel, Sie benötigen keine Küchenmaschine.
   Der Teig kann feuchter als ein gewöhnlicher Pizzateig sein.

2. Verteilen Sie den Teig in gewünschter Pizzadicke auf einem mit Backpapier ausgelegten Backblech. Hier haben Sie zwei Möglichkeiten:

   Option 1. Sie verteilen ihn, wenn er noch recht feucht ist, einfach mit der Rückseite eines Löffels oder

   Option 2. wenn er etwas fester ist, können Sie ihn auch mit Frischhaltefolie überziehen und mit einem Nudelholz dünn ausrollen.

   Zum Ziel führen beide Methoden. Die Ausrollvariante eignet sich vor allem, wenn man einen ebenen dünnen Boden möchte.
   Sollte der Boden zu feucht sein, einfach noch etwas von einem der beiden Mehle zugeben.

3. Den Boden ein paar Mal mit der Gabel einstechen und für etwa 10 Minuten (je nach Bodendicke) im Ofen vorbacken.

4. Danach leicht abkühlen lassen, belegen und dann wie eine gewöhnliche Pizza überbacken und genießen!

Bei dieser Pizzazubereitung sparen Sie locker 80 Prozent der klassischen Pizzabodenkohlenhydrate.

2 x Ersatz für Nudeln
Wie Pizza zählen auch Nudeln zu den sehr beliebten Nahrungsmitteln und auch hier gilt, wer kohlenhydratreduziert isst, muss auf sie nicht verzichten. Es gibt mittlerweile auch hier Anbieter, die Low-Carb-Nudeln verschiedenster Art anbieten. Hier kann man sich durchprobieren.

Wer es selber machen möchte, ist mit den sogenannten Zucchininudeln gesund und günstiger dabei:

Man benötigt nur einen Spiralschneider und Zucchini. Spiralschneider gibt es mittlerweile schon für unter 10 Euro, etwas komfortablere für unter 30 Euro. Sie machen aus Gemüse dünne Nudeln, so auch aus der Zucchini.

Die mithilfe des Spiralschneiders angefertigten Zucchininudeln braucht man nur circa. 10 Minuten in Brühe oder Salzwasser zu kochen und kann Sie dann wie normale Nudeln auf dem Teller mit den gewünschten anderen Beilagen anrichten.

So entstehen richtig kohlenhydratarme und kalorienreduzierte Gerichte. Zucchininudel-Bolognese, Zucchininudeln mit Gorgonzola-Sahnesoße – Sie haben alle Möglichkeiten.

Tipp:
Die Zucchininudeln sollten gut abgetropft werden, damit sie später beigefügte Soßen nicht zu sehr verdünnen.

Wer etwas Fertiges möchte, ist mit sogenannten Konjaknudeln gut beraten. Sie kommen aus Asien und und heißen dort Shirataki(-Nudeln). Sie werden aus der Konjakpflanze gewonnen, die reich an den Ballaststoffen Glucomannane ist. Sie haben so gut wie keine Kalorien und sind zudem sättigend. Von der Konsistenz erinnern sie an Glasnudeln. Man erhält sie für gewöhnlich in Asiashops sowie vielen Internetgeschäften. Die Konjaknudeln sind meist fertig geschmacksneutral eingelegt. Einfach öffnen, einmal abwaschen und nach Wunsch erhitzen und schon hat man einen kohlenhydratfreien Nudelersatz!

Es gibt mittlerweile auch Konjak-Lasagneplatten und Konjakreis.

Bei dieser Nudelauswahl sparen Sie locker 99 Prozent der klassischen Spaghettikohlenhydrate.

Saftiges Brötchen

Zutaten für 1 Baguettebrötchen:
4 EL Sonnenblumenmehl
4 EL Mandelmehl
½ EL Flohsamenschalen

1 ½ EL Frischkäse oder Speisequark (20 Prozent oder 40 Prozent Fett)
1 ½ EL körniger Frischkäse
1 Ei (Größe S)
1 TL Olivenöl
1 Prise Salz
1 TL Backpulver
etwas Wasser (ca. 2 EL)

Zubereitung:

1. Den Ofen auf 190 °C (170 °C Umluft) vorheizen.
   Alle Zutaten vermengen, bis ein feuchter Teig entsteht.
   Mit feuchten Händen ein Baguettebrötchen formen und auf ein mit Backpapier belegtes Ofenblech legen.

2. Das Brötchen 45–60 Minuten backen (je nach Bräunungswunsch).

Nussige Kakao-Kugeln

Zutaten für 1 Portion:

2 EL Macadamiamehl
1 TL Kakao, alternativ Kakaofasern
½ TL Kokosöl, alternativ Butter
2 TL Erythrit in Puderzuckerform (Menge nach Gusto)
2 Spritzer Stevia (flüssig) (Menge nach Gusto)

Zubereitung:

1. Macadamiamehl, Kakao und zimmerwarmes Kokosöl mit 2 Spritzern Stevia vermengen (am besten nimmt man die Hände) und Kugeln in Marzipankugelgröße formen.

2. Die Kugeln mit Pudererythrit bestäuben (oder darin wenden) und etwa 30 Minuten kalt stellen.
   Genießen!

Und was auch noch nützlich ist

Kleine Gemüsekunde

Wer gesund Kohlenhydrate reduzieren möchte, kommt an einer gemüsereicheren Ernährung kaum vorbei. Gemüse enthält eine Menge gesunder Mikro- und Ballaststoffe bei meist geringer Energiedichte. Mit den richtigen Proteinen und Fetten zubereitet, kann Gemüse ohne Genussverlust beim Essen viele Kohlenhydratbomben wie Nudeln, Reis und Kartoffeln ersetzen.

Das besonders Tolle an Gemüse ist, es bietet eine breite Geschmacksvielfalt (anders als kaum Eigengeschmack aufweisende Reis- oder Nudelsorten) und -auswahl, sodass man viel mehr Abwechslung bei oft ähnlicher Zubereitungsart in seinen Speiseplan bringen kann.

Anders als Nudeln und Reis ist die Haltbarkeit der meisten Gemüsesorten wesentlich begrenzter, wodurch sich auch andere notwendige Lagerungsbedingungen ergeben.

Zunächst einmal gilt, Gemüsesorten mit Schale halten sich meist etwas länger.

- ➜ So können ein kühl und trocken gelagerter Kohlrabi oder auch Möhren mehrere Tage überdauern.
- ➜ Auch ein Weiß, Spitz- oder Rotkohl hält sich für gewöhnlich mehrere Tage in kühler und trockener Umgebung, lediglich die äußeren Blätter können etwas verwelken und sollten vor der Zubereitung entfernt werden.
- ➜ Zwiebeln und Knoblauch haben meist ebenso eine lange Haltbarkeit bei kühler und trockener Lagerung.
- ➜ Zucchini können sich, je nach Frischegrad, im Kühlschrank auch durchaus über eine Woche halten, es kommt aber immer darauf an, wie fest und frisch sie beim Kauf sind.
- ➜ Biogemüse, so sinnvoll es auch ist, Biovarianten zu bevorzugen, da sie weniger Schadstoffe durch Pestizide enthal-

ten, ist häufig noch kürzer haltbar und sollte möglich frisch gekauft und verzehrt werden.

- Brokkoli und Blumenkohl haben keine Schalen und halten sich oft nur kurz. Insbesondere bei diesen beiden oder auch grünen Bohnen gibt es aber günstige zusatzfreie Tiefkühlvarianten. Bei Brokkoli und Blumenkohl sind meist nur die Röschen mundgerecht gefroren. Sie lassen sich schnell und einfach zubereiten und es gibt sogar günstige Biohersteller (zum Beispiel für rund 1,49 Euro pro 300 Gramm Brokkoliröschen).

Zubereitungstipp frisches und gefrorenes Gemüse

Es spricht nichts dagegen, besser lagerbare frische Gemüsesorten zusammen mit gefrorenem Gemüse zuzubereiten. Hierbei ist zu beachten, dass frisches Gemüse meist etwas länger garen muss als gefrorenes. Braten Sie zum Beispiel erst ein paar Zwiebeln in Butterschmalz, Ghee oder Rapsöl an, geben Sie dann für circa 8 Minuten Möhren mit ein paar Schuss Wasser dazu, dünsten alles bei mittlerer Hitze und fügen Sie zum Abschluss gefrorenen Brokkoli bei und lassen alles noch circa 10 Minuten (je nachdem wie knackig Sie es gern mögen) dünsten. Regelmäßig rühren und nach Gusto würzen – fertig.

Mit dem Beachten der paar Lagerungshinweise und dem partiellen Ausweichen auf Tiefkühlvarianten können Sie so auch einen Wocheneinkauf mit gemüsereichen Gerichten schon eine Woche im voraus zum geplanten Kochen erledigen und sind nicht darauf angewiesen, alle zwei bis drei Tage frisch einkaufen zu gehen.

Einmaleins des Low Carb Backens

Backen mit Low Carb-Mehlalternativen benötigt ein bisschen Erfahrung, selbst wenn man mit Fertigbackmischungen exakt nach Vorgaben vorgeht. Die gewonnenen Teige sind meist nicht so fluffig bearbeitbar wie klassische Mehlteige. Daher werden häufig, wie man es auch von gewöhnlichen Quarkknödeln kennt, Low-Carb-Teige mit feuchten Händen geformt.

Ebenso haben viele eine weniger starke Bindekraft, daher wird häufiger mal ein Ei mit verwendet.

Mit ein bisschen Übung und Gewöhnung hat man aber recht schnell raus, wie man auch ohne klassisches Mehl tolle, normalerweise »mehllastige« Speisen zubereiten kann.

Nicht nur das Backen ohne kohlenhydratreiches Mehl bringt veränderte Bedingungen, auch das süße Backen ohne Zucker braucht etwas Übung – besonders, weil Geschmäcker eben verschieden sind. Es gibt viele Fans von Erythrit, andere hingegen können den Geschmack, wenn er dominant ist, nicht besonders gut haben, gleiches gilt für Stevia sowie andere Zuckeraustauschstoffe.

Es empfiehlt sich daher, mögliche Zutaten in kleinen Probebackportionen zu testen.

Man muss sich auch nicht dem totalen Low-Carb-Backen verschreiben, man kann auch variieren, zum Beispiel nur einen Teil des Zuckers oder des Mehls ersetzen. Wichtig ist zunächst, Kohlenhydratkalorien einzusparen, man muss nicht gleich ein perfekter Low-Carb-Koch und -Bäcker werden.

Die Sache mit dem Wiegen

Bei Berichten über Diabetes, die sich auch mit vorgegebenen Diätplänen dazu beschäftigen, liest oder sieht man meist auch eine Küchenwaage. Das suggeriert: »Diabetes, die Krankheit, bei der man seine Essensportionen wiegt«. So eine Waage vermittelt jedoch vielen zu Recht das Gegenteil von Schlemmen, Abschalten, Entspannung und Genuss beim Essen. Für viele Menschen ist essen nämlich nicht nur ein notwendiges Übel, sondern viel mehr ein Grundbedürfnis, das wir mit Genuss, Geselligkeit, Entspannung und Geschmacksbefriedigung assoziieren. Nicht umsonst entstehen Übergewichtsprobleme und Diätfrust, weil man Ernährungsumstellungen nicht einhalten kann. Wir essen halt gern und wollen nicht dauernd darüber nachdenken, was und wie viel davon nun gut ist.

Daher ist es auch so wichtig, wenn man eine gesunde und sinnvolle Ernährung langfristig in sein Leben integrieren möchte, dass diese Spaß macht und unseren Appetit befriedigt.

Zunächst einmal zum Wiegen der Nahrungsmittel: Wenn man bis dato wenig mit Küche, Kochen und Nahrungszubereitung zu tun hatte, ist es durchaus sinnvoll, mal das eine oder andere abzuwiegen, um ein grobes Gefühl für Mengen und Kalorien zu bekommen. Bei Diabetes gelten die Wiegeempfehlungen vornehmlich für kohlenhydrathaltige Speisen! Das heißt, wer zum Beispiel eine große Portion Gemüse mit etwas Butter oder überbacken mit Käse isst und dazu ein leckeres Lachsfilet oder Steak, der muss gar nichts wiegen. Normale Nudeln, Kartoffeln, Reis, Couscous, Brot – das hingegen sind die Nahrungsmittel, die ein Mensch mit Diabetes nach allgemeiner Empfehlung vor dem Verzehr abwiegen sollte, wenn er dazu Insulin spritzen muss. Selbst bei diesen hat man allerdings meist schon nach kurzer Zeit ein Gefühl dafür, wie viel zum Beispiel nun die Brotscheibe etwa wiegt, die man essen möchte.

Dennoch: Je kohlenhydratärmer die Ernährung ist, desto weniger Medikament- oder Insulininjektions-Abwägungen muss man für sie treffen, das heißt, man ist freier, flexibler und kann beim Essen besser abschalten. Große Gemüse- und Eiweißmengen benötigen auch etwas Insulin (ab Seite 33) aber Menschen mit Typ 2, Prädiabetes oder Insulinresistenz, deren Bauchspeicheldrüse noch Insulin produzieren kann, benötigen bei einer solchen Ernährung kaum medikamentöse Unterstützung oder Insulininjektionen-Unterstützung. Bei Typ 1 ohne jegliche eigene Insulinpoduktion können (müssen aber nicht) hier geringe Injektionsmengen nötig sein. Starke Blutzuckerschwankungen sind bei einer solchen Ernährung jedoch wesentlich unwahrscheinlicher.

Resümee – Das Leben mithilfe dieses Buches gesünder und sinnvoller gestalten

Ziel von *Check Diabetes* ist es, den Lesern mehr Wissen und dadurch auch mehr Leichtigkeit zu vermitteln und zwar im Umgang mit einer sinnvollen Lebensstil- und Ernährungsumstellung. Nachdem Sie gewiss anfangs öfter mal nachschlagen mussten, werden Sie jedoch bald merken, dass vieles auch intuitiv funktionieren kann, wenn man einfach versucht die klassischen Sättigungsbeilagen Brot, Kartoffeln, Nudeln und Reis zu ersetzen bzw. zu reduzieren.

Nicht vergessen – durch ausreichend Bewegung machen Sie Ihre Ernährung flexibler, da Ihr Körper mit hoher Wahrscheinlichkeit wieder sensitiver auf Insulin reagiert, mal ganz abgesehen von den weiteren Vorteilen durch Bewegung und Sport.

Was auch immer Sie vorhaben, aus *Check Diabetes* zu beherzigen, sprechen Sie auch mit Ihrem Arzt, denn dieser Ratgeber kann keine für alle Menschen einheitlich wirksamen Ratschläge gewährleisten noch medizinische und rechtliche Gewähr für selbige übernehmen.

Dargestellte und ähnliche Empfehlungen haben aber schon vielen Menschen im Umgang mit Diabetes geholfen und ich, als Autorin, beherzige sie selbst mit vielen gesundheitlichen Vorteilen seit vielen Jahren Tag für Tag.

Die Autorin

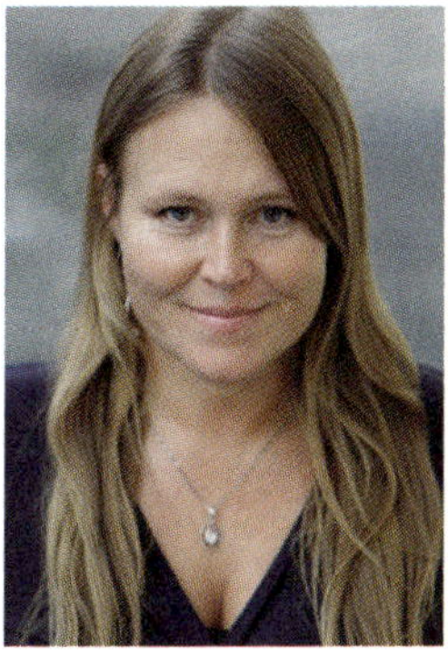

Svea Golinske hat sich nicht nur als Wissenschaftsjournalistin und Autorin von *Diabetes* ist heilbar! *(Typ 2)* einen Namen gemacht – als Typ-1-Diabetikerin legt sie in diesem Buch aus persönlichstem Interesse »den Finger in die Wunde«.

Svea Golinske M.A. arbeitet als freie Journalistin und ist Inhaberin der Kommunikationsagentur Svea Agency bei Hamburg. Schon während ihres Studiums legte die Politikwissenschaftlerin ihren Fokus auf Gesundheit. Auch ihre journalistische Arbeit behandelt vor allem Gesundheitsthemen: Diabetes, Ernährung, Sport und die Möglichkeiten, gesund zu werden und zu bleiben. In Magazinen wie »Zucker« sowie in diversen Artikeln (z. B. für das Magazin *diabetesLIVING*) setzt Svea Golinske neben ihren Recherchen auf die Erkenntnisse von Experten, um gestützt durch Fakten ihren Lesern alltagstaugliches Wissen für mehr Gesundheit und Lebensqualität zu vermitteln.

Svea Golinske ist seit ihrem 12. Lebensjahr Typ-1-Diabetikerin. Als leidenschaftliche Sportlerin hat sie über die Jahre die Erfahrung gemacht, dass sich Diabetes über Bewegung und Ernährung stark beeinflussen lässt. Diabetes ist Teil ihres Lebens und daher stets »dabei«, so auch bei ihrer einjährigen Weltreise und bei vielen weiteren Trips rund um den Globus, sowie bei ihrer Schwangerschaft und Geburt ihrer Tochter. Wie man am besten mit Diabetes in jedweder Situation umgeht, hat sie so aus erster Hand gelernt und dieses Wissen lässt sie mit in ihre Arbeit einfließen.

Bibliografische Information der Deutschen Nationalbibliothek
Die Deutsche Nationalbibliothek verzeichnet diese Publikation in der Deutschen Nationalbibliografie. Detaillierte bibliografische Daten sind im Internet über http://d-nb.de abrufbar.

Für Fragen und Anregungen
info@rivaverlag.de

Wichtiger Hinweis
Dieses Buch ist für Lernzwecke gedacht. Es stellt keinen Ersatz für eine individuelle medizinische Beratung dar und sollte auch nicht als solcher benutzt werden. Wenn Sie medizinischen Rat einholen wollen, konsultieren Sie bitte einen qualifizierten Arzt. Der Verlag und der Autor haften für keine nachteiligen Auswirkungen, die in einem direkten oder indirekten Zusammenhang mit den Informationen stehen, die in diesem Buch enthalten sind.

Originalausgabe
1. Auflage 2019

Nymphenburger Straße 86
D-80636 München
Tel.: 089 651285-0
Fax: 089 652096

Redaktion: systemed
Umschlaggestaltung: Benjamin Knabe. Die Knaben – Büro für Gestaltung
Umschlagabbildungen: shutterstock.com/DiViArt
Layout und Satz: kw-unlimitedmedia
Druck: Florjancic Tisk d.o.o., Slowenien
Printed in the EU

ISBN Print 978-3-95814-110-0
ISBN E-Book (PDF) 978-3-95814-243-5
ISBN E-Book (EPUB, Mobi) 978-3-95814-244-2

Weitere Informationen zum Verlag finden Sie unter
www.rivaverlag.de
Beachten Sie auch unsere weiteren Verlage unter www.m-vg.de